KB143439

눈·코·입·귀·촉

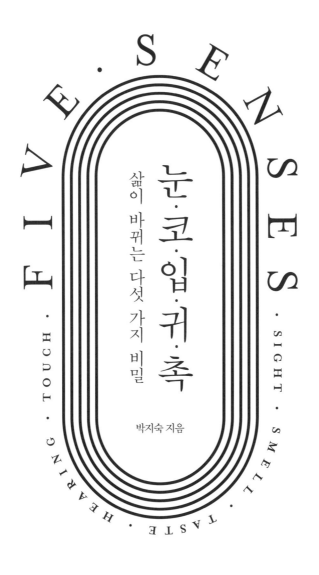

FIVE·SENSES

SIGHT · SMELL · TASTE · HEARING · TOUCH

삶이 바뀌는 다섯 가지 비밀

눈·코·입·귀·촉

박지숙 지음

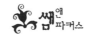

쌤앤파커스

~~~
                    m
~~~

맑고 가볍게 비우고, 빛나게 채운다

얼마 전, 모 신문사와 인터뷰를 한 일이 있었습니다. 기
자님과 이야기를 나누다 보니 본의 아니게 길지 않은 제
인생을 정리해볼 수 있는 시간이 되었습니다. 그저 열심
히 살아왔다고 생각했던 인생에 나름대로 일정한 패턴
이 존재했던 걸 그날 처음 발견했죠.

　조금씩 필드를 달리하며, 10년 주기로 제 업의 형태가
바뀌고 있었습니다. 처음 10년은 강단에서 대학생들을 가
르쳤습니다. 그때는 오로지 학생들에게 어떻게 하면 명
상과 선사상을 잘 전달해 실질적으로 인생에 도움이 되
게 할지 고민하고 매진했습니다. 취업 문제로 고민하고
친구나 애인, 가족과의 문제로 갈등하고 인생의 갈림길
에서 혼란스러워하는 학생들에게 철학적이고 허구적인

이야기들만 늘어놓으며 그들의 시간을 낭비하게 하고 싶지 않았습니다. 제가 어릴 때 직접 경험하고 체험하여 도움을 받아 우뚝 설 수 있었던 명상과 마음 훈련법을 되도록 쉽고 간단하게 전달해서 즉시 삶에 적용해 조금이라도 덜 힘들게 만들어주고 싶었죠. 아직 젊은, 아니 어린 학생들이 제 수업을 통해 마음이 가벼워지고 웃을 수 있도록 하는 것이 유일하고도 가장 큰 목표였습니다. 그 덕분인지 강좌는 수강 신청이 시작되면 즉시 마감되는 인기 과목이었습니다. 명상과 좌선 강좌는 어렵고 지겹다는 편견이 사라지는 계기가 되어 뿌듯했습니다.

그 후 10년은 병원에서 상담 치료 일을 겸하게 되었습니다. 몸과 마음이 아픈 환자들을 일대일로 상담하게 되었죠. 강단에 섰을 땐 다수의 학생들을 앞에 뒀었다면, 병원에서는 그야말로 인간 대 인간의 일이었습니다. 같은 병이라도 케이스별, 개인별로 증세와 원인이 모두 다르고 아픔의 정도도 천차만별이었습니다. 그때는 오로지 한 명 한 명에게만 집중하여, 몸과 마음이 지치고 힘든 그들을 어떻게 하면 그 괴로움과 고통으로부터 벗어나게 해줄 수 있을까 하는 생각에만 깊이 빠져들었습니다. 그

맑고 가볍게 비우고 밝아지게 채운다

시기 제 관심사는 오로지 인간의 심신 건강과 행복을 위한 치유였습니다. 이 노하우들을 정리해 첫 책을 발간했고 이를 계기로 기업과 인연이 이어져, 그 후 10년은 기업과 그 구성원들을 치유하고 코칭하는 일에 주력하였고 그 업은 지금까지도 이어지고 있습니다.

환자를 일대일로 치유하는 일과 마찬가지로 기업에서 직장인들을 대상으로 마음을 치유하고 심신의 면역력을 증진시킬 수 있는 프로그램을 공급하는 것은 정말 뿌듯한 일이었습니다. 병원에서는 환자의 상태가 호전되어 다시 행복하게 일상으로 복귀하는 모습을 보는 게 인생의 보람이었다면, 기업에서는 한 사람을 제대로 코칭했을 때 오는 영향력이 어마어마하다는 것에서 새로운 에너지를 얻었습니다. 많게는 수천 명, 수만 명, 수십만 명에게까지 파급 효과를 미쳤습니다. 집단 프로그램을 통해 심신을 치유한 구성원 한 명이 조직과 가정으로 돌아가 선한 파급력과 건강한 에너지를 전파할 수 있었기 때문입니다.

학교에서 배우고 습득한 경험을 병원에서 활용했고, 병원에서 체험하고 쌓은 임상경험을 기업 프로그램에 그대로 반영했습니다. 어떻게 하면 환자분들이 가장 빨리 치유되었는지, 어떻게 하면 가장 효과적으로 심신이 회복되었는지에 대한 노하우를 명상과 치유 방법에 응용해 보았습니다. 결과는 대만족이었습니다. "가족들과 이 프로그램을 꼭 함께 경험해보고 싶어요.", "회사에 들어와 가장 잘 선택한 일이었습니다.", "몸과 마음이 정말 가벼워지고 행복했습니다." 등의 진심 어린 피드백은 오히려 저를 치유해주고 충만하게 만들어주었습니다.

그래서 이번엔 제가 실제로 병원과 기업에서 치유 방법으로 썼고 실시했던 모든 프로그램과 사례, 경험들을 정리해보기로 했습니다. 제가 이 책에 담고자 한 것을 간단하게 정리하면 이렇습니다.

"마음이 괴롭고 힘들다면, 그 마음을 다스리고 고치려 하지 말고 나의 시각, 후각, 미각, 청각 그리고 촉각을 정화하는 일부터 시작하자. 그러면 자연스럽게 몸과 마음, 더불어 인생도 함께 정화되고 저절로 다스려져 행복하고 건강해진다."

흔히 사람들은 지금 슬프니깐 울고, 즐거우니 웃고, 무서워서 몸이 떨리고, 긴장되어 심장이 두근거린다고 생각합니다. 그런데 반대로 생각해볼 수도 있습니다. 울어서 슬퍼지고 웃으니 행복해지고 몸을 떠니 무서워지고 두근거린다고 느끼니 긴장이 되는 것일 수도 있습니다.

예를 들어 지금 화가 치밀어 오르는 상황이라고 생각해봅시다. 이 불구덩이 같은 감정과 관련된 모든 신체적 변화를 없앤다면 어떻게 될까요? 즉, 화가 나는 건 나는 거고 행동은 정반대로 해보는 겁니다. 천천히 심호흡을 하면서 열까지 세어본다거나, 잠시 바람 부는 창밖을 내다보며 머리를 식히는 거죠. 벌렁거리던 심장은 고요해지고 상기되었던 얼굴은 차분해지며 떵하던 머리도 이성을 되찾게 됩니다. 긴장되었던 몸이 이완되고 열이 내리면, 아까의 분노는 사그러들고 화가 나던 상태를 지나친 후 정신을 차리게 되지요.

이처럼 몸을 구속하면 자유를 빼앗긴다고 느끼고, 도망치는 상황에서는 공포심이 생기며, 신체가 편안한 상태에서는 쾌감이 생기고 웃음이 나오는 등의 현상을 설명한 이론을 '제임스-랑게 이론(James-Lange Theory)'이라고 합니다. 정서심리학의 가설 중 하나로, 자극에 대한 신체 반응 지각함으로써 정서가 유발된다고 보는 것입니다. 심리학의 아버지라 불리는 윌리엄 제임스(William James, 1842~1910)가 자신의 논문 〈감정이란 무엇인가〉를 통해 발표했고, 비슷한 시기에 덴마크 의사이자 심리학자인 칼 게오르그 랑게(Carl Georg Lange, 1834~1900) 역시 같은 의견을 제시했습니다.

이 이론은 제가 책에서 말하고자 하는 것과 일맥상통하는 면이 있습니다. 몸을 먼저 건강하고 즐겁게 만들었을 때 마음의 행복과 풍요를 가져오는 일이 훨씬 효과적이었던 저의 임상을 토대로 이 책을 써내려갔기 때문입니다.

일상생활을 통해 한번 예를 들어볼까요? 어디선가 차가 갑자기 튀어나왔을 때, 어떻게 하시나요? 아마도 무의식적으로 먼저 몸을 잽싸게 피할 것입니다. 절대 그 상황에서 화부터 내거나 두려움에 가슴부터 뛰지는 않죠. 감정과 두려움이 생기는 것은 몸을 일단 급히 피하고 난 후의 일입니다.

이 이론만으로 우리가 느끼는 모든 감정을 설명할 수

는 없으나, 우리가 지금 겪고 있는 고통과 행복의 감정
은 분명히 신체 변화와 함께 온다는 사실은 알 수 있습
니다. 이렇게 신체 변화를 이용해 나의 감정을 잘 다스
릴 수 있도록 하는 데 효과적인 여러 방법 중 하나가 바
로 '명상'입니다. 명상의 기본은 호흡을 다스리는 것이
죠. 호흡은 우리 생명의 근원입니다. 호흡을 잘 다스리는
것만으로도 과부하된 뇌는 순식간에 진정될 수 있고, 천
천히 깊게 호흡하면 할수록 몸은 자연스럽게 안정되면
서 충분히 이완되고 따뜻해집니다. 호흡은 심지어 긴장
된 어깨와 목 근육도 부드럽게 풀어줍니다. 백페인(back
pain)도 감소시켜 주고요. 이처럼 뇌와 몸이 진정되고 부
드럽게 이완되고 따뜻해지면, 자연스럽게 마음도 함께
편안하게 안정되고 감정으로 요동치던 가슴에 어느새
평화가 조용히 찾아듦을 느낄 수 있습니다.

그래서 저는 정서적 치유를 위해 병원을 찾는 분들을
맞을 때 그들의 신체적 편안함과 안락함을 가장 우선하
여 주의를 기울입니다. 심리적으로 고통받고 있거나 신
경성 질병으로 고민하는 분들은 대부분 마음을 먼저 치

료하려 드십니다. 사실 마음이란 것은 보이지도 않고 실체도 없기 때문에 어떻게 다스려야 할지 알기 어렵습니다. 그런데도 자꾸 마음을 어떻게 해야 하나, 어떻게 고쳐야 하나 고민하니 더욱 안 되는 것입니다. 그럴 때일수록 먼저 몸을 기분 좋고 편안하게 해주는 일이 우선되어야 합니다. 그러고 나서 마음으로 접근해야 훨씬 효과적으로 치유할 수 있는 것이죠.

우울증을 치료하는 데 아무리 햇볕 산책이 도움 된다고 하더라도 몸이 천근만근이고 움직이기 어려우면 시도조차 할 수 없습니다. 화병을 운동으로 해소하는 것이 최선이라 할지라도 무기력하고 통증이 있는 몸으로는 일어서는 것조차 불가능합니다. 마음을 가장 효과적으로 치유할 수 있는 방법은 몸을 먼저 다스리는 것입니다. 따뜻한 물과 향기로운 아로마 입욕제로 반신욕을 하여 몸을 충분히 이완시킨다든지, 가벼운 마사지로 긴장되고 굳어 있는 몸을 부드럽게 풀어주고, 평소 좋아하던 음악을 들으며 불편한 느낌이 없는 촉감 좋은 옷을 입는 것만으로도 충분합니다.

지금 내게 필요한 아로마 오일을 이용해 후각만 편안

하게 해주어도 우리 뇌는 즉각적으로 반응하고 몸은 기분이 좋다고 느낍니다. 몸이 편안한 상태에서는 마음이 훨씬 쉽게 움직이고 변화하기 용이한 상태가 됩니다. 또 맛있으면서도 건강한 음식을 먹으며 좋아하는 사람들과 대화하는 것도 좋은 방법입니다. 그러면 천근만근이던 몸에 서서히 움직일 수 있는 원동력이 마련되고 나도 모르게 기분이 화사해지며 상큼한 향기와 건강한 미각으로 어느새 삶을 즐기고 있는 나를 발견할 수 있습니다. 그리고 그것은 이미 마음의 많은 부분도 열리기 시작했다는 강력한 증거이며 마음이 변화하고 치유될 수 있다는 긍정적인 신호입니다. 또한 건강하고 행복한 내 인생이 시작되는 희망찬 신호탄이기도 합니다.

이제 우리는 가장 자연스럽고 쉽게 그리고 효과적으로 몸을 기분 좋고 편안한 상태로 만드는 방법을 알아갈 것입니다. 바로 '오감'으로 접근하는 것입니다. 우리 몸이 무언가를 받아들일 때 가장 먼저 거치는 곳, 몸과 바깥세상을 연결해주는 눈과 코, 입과 귀 그리고 촉입니다. 눈으로 보는 것, 코로 숨 쉬는 것, 입으로 말하고 먹는 것, 귀로 듣는 것, 마지막으로 손으로 만지는 것. 이 다섯 가지를 먼저 몸이 좋아하는 것, 몸이 편안한 상태로 만들어주면 변화가 시작됩니다.

비단 몸과 마음이 건강해지는 정도의 변화가 아닙니다. 이는 곧 삶의 변화를 뜻합니다. 일어나고 걷고 일하고 사람들과 이야기하는 것이 변하기 때문입니다. 아침이 반갑고 발걸음은 가벼워지며 일의 능률이 올라가는 것은 물론이고, 내 속이 편하므로 관계도 유연해집니다. '그게 말처럼 쉽나?'라고 생각할 수 있습니다만, 네 쉽습니다. 얼마든지 곧장 가능한 일입니다. '오감'을 정화해주고 다스려주면 말이죠.

학교에서, 병원에서, 기업에서 수많은 사람을 상담하고 치유해드리며 얻게 된 경험과 제가 실제로 겪은 효과, 변화를 통해 정리된 '오감 정화'의 중요한 알맹이들을 여기에 담았습니다. 몸과 마음의 건강을 위해 먼길 돌아가지 않도록, 무엇보다 쉽고 편안하게 행동에 옮겨볼 수 있기를 바라는 마음을 여기에 모두 실어 보냅니다.

— 박지숙

목차

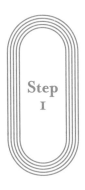

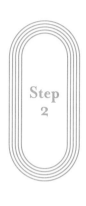

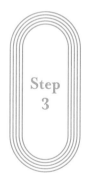

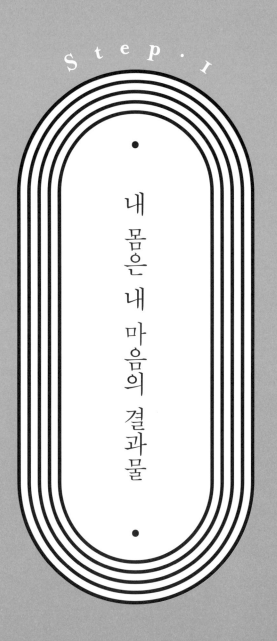

Step. 1

내 몸은 내 마음의 결과물

우리 의사들은 아무것도 하지 않는다.
그저 환자 내면의 의사를 돕고 격려할 뿐이다.

알베르트 슈바이처
Albert Schweitzer

몸과 마음은 둘이 아닌 하나다 _____

저는 어린 시절에 꽤 스트레스를 많이 받고 지낸 편이었습니다. 남들이 볼 때는 알아준다는 사립초등학교에 다니며 공부 잘하는 부잣집 딸내미, 거기다 반장을 도맡아 하는 남부러울 것 없는 아이였지만요.

당시 저는 부모님의 불화 때문에 정서적으로 매우 불안한 상황이었습니다. 어린 저에게는 삶의 기로에 서 있는 듯한 괴로움이었죠. 그래서 항상 머리가 깨질 듯 아프고 날이 갈수록 비염이며, 여드름, 피부 알레르기 등이 심해졌습니다. 늘 알 수 없는 피곤함과 우울함이 절 괴롭혔고요. 그럼에도 겉으로는 남들의 기대와 시선이 있으니, 항상 밝게 보이려 노력했기 때문에 아무도 제가 그런 상황에 놓였다는 걸 몰랐습니다.

지금 생각해보면, 어린아이였지만 이래저래 참 생각이 많았고 깊었던 것 같습니다. 겉으로는 밝은 척 제 일을 다 해내며 속은 곪아가고 있었던, 제 나름대로 고단한 시련의 계절이었습니다. 물론 어린 시절의 그 시련 덕분에 오늘날의 제가 있고, 이 감사한 상황이 주어졌지만 말입니다.

하지만 처음부터 제가 그 모든 것에 감사를 느끼고 주어진 상황을 받아들이는 여유를 가지고 살았던 것은 아닙니다.

——————— 병을 고치고자 한다면 마음을 먼저 다스려라

어머니께서는 온갖 신경성 질병으로 괴로워하던 저를 여기저기 유명하다는 병원에 다 데리고 다니셨습니다. 하지만 그때 잠깐 좋아질 뿐이었습니다. 비염을 치료하고 나면 여드름이 나고 여드름을 치료하고 나면 두통이 생기고…. 계속해서 증세만 조금씩 달라지며 악순환이 거듭되었습니다. 그러던 중 우연히 당시 '신농백초 한의원'의 금오 선생님을 만나게 되었는데, 그분은 제 인생의 가장 큰 스승님이자 오늘날의 저를 있게 하신 분입니다.

금오 선생님은 저를 처음 보고 "너는 머리가 너무 복잡하고 생각이 많으니, 단순하고 무식해질 필요가 있다."고 말씀하셨습니다. 그때 심장이 '쿵' 내려앉으면서 숨기고 있던 속내를 들켜버린 것만 같아 깜짝 놀랐습니다. 그런데 한편으로 누군가 내 마음을 알아주고 제대로 한마디 꿰뚫어주니 막혀 있던 체증이 훅 하고 내려가는 속 시원함도 느꼈습니다.

그 후 저는 한의원으로 즐겁게 치료를 다녔습니다. 금오 선생님 또한 어린 녀석이 아픈 침을 잘 참고 열심히 치료받으러 다니는 게 기특해 보이셨는지 저를 의료 봉사활동에도 데리고 다니고 어른들 명상 공부하는 데도 동참하게 해주셨습니다. 어린 저는 뭐가 뭔지 잘 모르면서도 그 분위기를 막연히 좋아했던 것 같습니다. 어렴풋했지만 몸만 치료하는 것이 아니라 마음공부와 수행도 중요하다는 그분의 가르침이 절실하게 다가왔습니다.

그 분위기가 낯설지 않았고, 오히려 위로가 되고 치유가
됨을 온몸으로 느꼈습니다.

그때 저를 강렬하게 일깨워준 2개의 글귀가 있습니다.

"욕치기병(欲治基病), 선치기심(先治基心),

병을 고치고자 한다면 먼저 마음을 다스려라."

"심신일여(心身一如), 몸과 마음은 하나다."

금오 선생님 병원에 가면 늘 볼 수 있던 글귀입니다.
저 글귀들을 보자마자 저도 모르게 '앗, 이거다!'라는 느
낌이 들었습니다. 동시에 저를 짓누르던 무거운 마음의
짐이 한꺼번에 가벼워지는 신기한 경험도 했죠. 초등학
교 5학년 꼬마가 뭘 알고나 그런 것을 느꼈을까 싶지만,
결과적으로 이 문구들은 제 인생의 모토가 되었고 오늘
날 살아가는 존재의 이유가 되었습니다.

당시 저는 주말이면 봉사와 명상을 따라다니는 생활
을 꽤 지속적으로 했는데, 어느 날 문득 잡다한 병이 모
두 사라지고 심신이 안팎으로 건강해져 있는 걸 스스로
발견하게 되었습니다. 매일 머리가 아파 진통제를 달고

살았던 모습은 온데간데없이, 잘 살고 있었습니다.

"아…. 마음이 편안해지고 즐거우니 몸이 이렇게 좋아지는구나!"

그 어린 나이에도 제 몸에 실제로 나타나는 현상이 놀라워 '이 좋은 것을 나 혼자만 알고 살 일이 아니라 많은 사람들에게 알려주고 싶다.'라고 결심했었습니다.

몸이 개운해야 마음공부도 가능하다

어쩌면 지금의 저보다 더 깊이 철학적으로 사유하고, 세상 혼자 심각했던 어린 시절의 제 모습이 사실 저조차 이해가 잘 안 가고 '피식' 웃음이 납니다. 아마 이 글을 읽고 있는 여러분도 그러실 수 있습니다. '꼬맹이 때 뭘 알았다고?'라면서 말이죠. 하지만 세상 짐을 모두 짊어진 것 같았던 그때, 마음공부를 접하고부터 저는 부모님의 삶을 전적으로 이해하게 되었습니다. 나아가 그 어느 누구도 원망하지 않을 수 있는 힘이 생겼습니다.

그런 이해와 받아들임은 제 인생에 큰 전환을 불러왔습니다. 일단 절 괴롭히던 많은 질병들이 눈 녹듯이 사라졌다는 것과 그 이후로 관계와 인연에 대한 관점이 넓어져 실제로 오늘날 제 직업으로까지 이어진 것이 그 증거지요. 그러고 보면 제가 지금 말하고 있는 '마음을 다스리는 방법'에 대한 것도 모두 여기서 기인했다고 볼 수 있습니다.

저는 사람들의 몸과 마음을 치유하는 '마인드 힐러'입니다. 생소하게 느껴지는 직업일 수 있습니다. 쉽게 말해 '몸과 마음을 치유하는 법'과 '명상'을 널리 알리는 전도사입니다. 마인드 힐러로서 병원, 기업, 상담소 등 실제 현장에서 여러 임상을 접하다 보면 당장 마음이 괴롭고 몸이 힘든 사람들의 고통을 치유한다는 게 그리 쉽지 않은 일임을 깨닫게 됩니다. 화가 나서 치를 떨고, 누군가가 미워서 증오하고 있는 사람들. 그런 마음으로 인해 몸까지 아픈 사람에게 "마음을 잘 다스리세요.", "마음이 편해야 몸도 편해집니다."라는 말 따위가 먹힐 리만무합니다. 심지어 "명상을 해보세요. 해보면 너무 좋아요."라고 권한다는 건 허상에 불과했습니다.

고민 끝에 이런 생각이 들었습니다.

'당장 아프고 괴로운 사람들의 마음을 '치료'해주겠다는 마음만으로 접근해서는 안 될 일이다. 마음과 몸은 하나다. 마음이 불편하면 몸이 아프듯, 몸이 불편해도 마음이 아플 수 있다. 일단 이들의 괴로운 몸부터 즐겁고 행복하게 만들어주면 어떨까?'

고통과 괴로움의 원인인 마음을 떠나, 당장 갖고 있는 통증을 없애고 고통으로 인해 무기력했던 몸을 즐겁게 만드는 것에 먼저 집중해보았습니다. 그런데 몸이 가벼워지고 개운해지니 마음도 훨씬 효과적으로 치유되기 시작했고 그때서야 마음에 관한 훈련이나 회복도 속도가 나고 진전되었습니다.

그때 다시 한번 저는 깨달았습니다.

'몸이 즐거워지니 마음이 행복해진다.'

30여 년 전, 금오 선생님을 만나 처음 알게 된 것이 "마음이 편안해지니 몸이 이리 건강해지는구나!"였다면, 30여 년 후 임상에서 몸소 깨닫게 된 것은 "몸이 즐거워지니 마음이 이리 행복해지는구나!"였습니다. 30여 년 전, 한의원에 처음 방문해 감명을 받은 '심신일여'의 문구를 비로소 몸소 체득하고 경험하여 깨닫게 된 것입니다.

마음도 학습하고 훈련해야 한다 _____

"강을 건너기 위해서는 무엇을 먼저 해야 하는가?"
"자동차를 몰기 위해서는 무엇을 먼저 해야 하는가?"
"골프를 치기 위해서는 무엇을 먼저 해야 하는가?"

위의 질문에 답해보도록 하죠. 강을 건너기 위해서는
수영할 줄 알아야 합니다. 자동차를 몰기 위해서는 운전
할 줄 알아야 하고, 골프를 치기 위해서는 골프채를 잡
을 줄 알아야 합니다. 모두 배움과 학습이 선행되어야만
합니다. 즉, 수영을 배워야 하고, 운전을 배워야 하며, 골
프를 배워야 하는 게 순서이자 원리입니다.

그렇다면 인생의 행불행을 좌우하고, 우리의 건강에도 가장 막대한 영향을 미치는 '마음을 잘 다스리기' 위해서는 무엇을 해야 할까요? 그렇습니다. 마음을 다스리는 '방법'을 알아야 합니다. 마음을 어떻게 하면 잘 다스릴 수 있는지에 대한 방법을 배우고 훈련해야 그것을 잘 할 수 있게 됩니다. 사람들은 마음이 저절로 다스려지는 줄 압니다. 완전히 착각입니다.

마음을 다스리기 위해서는 첫째, 구체적인 방법을 알아야 합니다. 운전을 배우고 골프를 배우듯 마음을 다스리는 방법을 구체적으로 배워야 합니다.

둘째, 방법을 배웠으면 연습하고 훈련해야 합니다. 수영을 배우고 컴퓨터를 배워도, 연습하고 훈련하는 과정이 없으면 아무 소용없듯, 마음도 마찬가지입니다. 마음 다스리는 방법을 숙지했다면 그것이 나의 삶에 실질적으로 유용하고 유익하게 적용될 수 있도록 훈련하고 연습해야 합니다.

셋째, 마음을 다스리는 훈련에는 적어도 최소한의 노

력과 시간이 필요합니다. 내 마음은 내 마음대로 할 수 있다고 생각하겠지만, 내 마음처럼 내 마음대로 안 되는 것도 세상에 없습니다.

뱃살을 빼고 근육을 만들기 위해 우리는 열심히 식이요법을 하고 돈을 들여 트레이너에게 운동을 배웁니다. 땀 흘리고 피나는 노력을 해야 단단한 복근이 만들어지지요. 마음의 근육 역시 마찬가지입니다. 마음의 근육을 만들기 위해서는 시간을 들이고 노력을 기울이는 과정이 반드시 필요합니다. 한두 번 해보다가 "역시 안 되네. 그게 내 맘처럼 그리 쉽나."라고 포기한다면, 영영 마음의 근육 같은 건 가질 수 없습니다. 손잡이를 돌려보지도 않고 문이 안 열린다고 투덜거리는 격입니다.

마음을 다스리는 일 앞에서 사람들은 대체로 두 부류로 나뉘는 듯합니다. 구체적인 방법도 모른 채 제대로 해보지도 않고 섣불리 안 된다고 속단하는 사람들, 그리고 구체적인 실천 방안도 없으면서 너무 쉽게 잘될 거라고 속단하는 사람들. 그러니 코칭을 받으러 온 내담자들과 이런 대화가 흔하게 오고 갑니다.

"머릿속이 과부하예요. 잠시 놓고 좀 쉬는 게 필요해요."

"저도 알아요. 그래야 될 거 같아요. 근데 그게 잘 안 되니깐 문제지요."

"왜 잘 안 되실까요? 놓아버리고 생각을 쉬기 위해 어떻게 해보셨나요?"

"뭘 어떻게 해보긴요. 놓아버리려고 해도 잘 안 되더라고요."

"생각을 놓아버리고 머리를 쉬게 하는 방법을 모르셔서 그래요. 방법을 모르니깐 생각을 놓아버린다고 해놓고 막상 구체적인 액션을 취하신건 없으신 겁니다. 그러니 안 되는 것이 당연하지요. 지금부터 방법을 함께 공유하고 실천해보는 건 어떨까요? 그러고도 잘 안 되면 저에게 다시 말씀해주세요."

_____ **스트레스성 두통에 대한 진정한 처방**

현대인들이 병원에 가서 듣는 병의 원인은 대부분 이렇습니다.

"스트레스성 두통, 신경성 소화불량입니다."
"스트레스 받지 말고 마음을 잘 다스리세요."

그런데도 이상하게 처방은 두통약, 소화제 등을 받습니다. 내가 아픈 원인이 스트레스라면서, 마음을 잘 다스려야 낫는다고 하면서, 왜 마음을 잘 다스리는 방법과 처방전을 알려주지 않고 약만 주는 걸까요. 이제는 스트레스성 두통과 위염, 소화불량 등에 대한 '진짜' 처방전을 받아야 할 때입니다.

그래서 저는 마음을 어떻게 놓아버려야 되는지, 어떻게 다스려야 되는지, 어떻게 받아들이고 인정해야 하는지에 대한 구체적인 방법, 스트레스성 두통과 소화불량에 대한 '진짜' 처방전을 제시해보려고 합니다.

마음은 질병의 발생에 있어 가장 근본적인 원인이자, 치유에 있어서도 가장 중요한 경로인 것은 틀림없습니다. 인간은 생리적, 육체적 항상성뿐만 아니라 '마음의 항상성'도 유지하고자 하는 속성이 있기 때문입니다. 그래서 자신의 마음 상태 그리고 정서와 감정 상태 등을 바르게 이해하고 스스로 보살피며 위로, 격려, 단련, 학습할 수 있는 능력을 키우는 것은 인생의 성공과 건강 그리고 행복을 위한 필수 요건이라고 할 수 있습니다.

현대 사회에서 스트레스는 만병의 근원이다 보니 이를 치유하여 잘 다스리는 것은 비단 육체적, 정신적 건강뿐만 아니라 전인적 차원에서 나의 삶의 질을 결정짓는 중요한 핵심 요소가 됩니다. 이는 결국 마음을 어떻게, 얼마나 잘 다스리고 조절하며 사느냐의 문제라고 볼 수 있습니다.

더 중요한 문제는 나의 마음을 잘 아는 능력, 스트레스를 관리하는 능력, 나의 감정을 조절하는 능력 등이 나만의 문제로 끝나지 않는다는 것입니다. 내가 마음 관리를 잘해서 행복하고 성공적인 삶을 산다면, 나의 자식들도 그럴 확률이 훨씬 높아집니다. 반대의 상황도 마찬가지죠. 지금 우리가 하고 있는 이 허술한 마음 관리를 자손들에게까지 물려주고 싶으십니까? 그들도 감정의 허우적거림 속에서 고통받으며 살게 하고 싶으십니까? 아니요. 절대 아무도 그러길 원치 않을 것입니다.

이것은 자식뿐만 아니라 내가 속한 조직에서도 마찬

가지입니다. 마음과 감정은 전염성을 갖고 있기 때문입니다. 내가 지혜로워지고 나의 인지가 건강할 때 나의 가족과 내가 속한 조직이 더불어 지혜로워지고 건강해질 수 있습니다.

세상에 태어난 이상 건강하고 행복하게 살아야 할 권리가 있습니다. 아니, 그것은 의무이기도 합니다. 이를 위해서 육체를 건강하게 가꾸고, 마음을 평화롭게 다스리며 정신적으로 지혜로워지는 것, 그리고 영적으로 삶의 목적과 의미를 찾아 나의 소명의식을 바로 세우는 것이 우리 인생의 궁극적인 행로가 되어야 되지 않을까요?

병을 초래하는 독소, 병을 치유하는 해독

전쟁보다 위험하고 핵폭탄보다 무서우며, 총알보다 죽을 확률이 더 높은 건 무엇일까요? 바로 스트레스입니다. 지구상 모든 인류는 스트레스라는 강력한 독극물에 노출되어 있습니다. 하지만 워낙 스트레스가 만연한 사회다 보니, 스트레스 자체에 무감각해지고 어떻게 대처하고 관리하면서 살아야 하는지에 대해서는 무지한 상태입니다.

오히려 많은 사람들이 스트레스로 가득한 이 삶이 당연하다고 생각하며 삽니다. 핵폭탄과 총탄을 품에 안고 사는 삶이, 과연 당연한 것일까요?

제가 만나는 거의 모든 사람들의 병이 스트레스에서 왔
다고 해도 과장이 아닙니다. 병을 치료하기 위해서는 이
스트레스의 원인을 찾아 해소하는 것이 시작이자 전부
입니다. 스트레스는 독소(toxin)입니다. 나를 파괴하고 오
염시키는 독극물이나 마찬가지입니다.

　스트레스라고 하면 안 풀리는 인간관계, 과도한 경쟁
과 우울함, 미래에 대한 불안함, 조절되지 않는 분노 등
의 정신적인 스트레스만 떠올리기 쉽습니다. 그러나 우
리 몸이 받는 신체적 스트레스도 무시할 수 없습니다.
눈뜨면 귀로 들리는 뉴스와 각종 소식들, 원치 않는 정
보들, 오염된 환경, 자동차 배출가스, 영양이 불균형한
패스트푸드, 각종 가공물들, 잠깐 시름을 잊게 하는 술,
담배, 약물, 달콤하고 자극적인 음식들, 당장은 향기롭
다고 느껴지는 향수나 화장품들 등…. 수만 가지 독소들
이 나를 끊임없이 자극하고 있습니다. 그것을 견디고 끊
임없이 해독하고 있는 몸은, 우리도 모르는 사이 지치고
예민해집니다. 건강이나 행복과는 거리가 멀어진 채 '삶

이 곧 스트레스'라고 여기는 단계에 이르게 되는 것이죠.

물론, 신체적 스트레스와 정신적 스트레스는 결코 분리되어 생겨나는 것이 아닙니다. 이 둘은 긴밀하게 연결되어 있습니다. 무엇이 더 먼저라고 할 수도 없이 악순환으로 얽히기도, 때로는 선순환으로 얽히기도 합니다. 악순환의 경우는 흔합니다. 정신적 스트레스를 받으면 폭식이나 폭음을 하는 경우가 많죠. 스트레스를 풀려는 사람이 매운 음식이나 칼로리가 높은 배달 음식을 시키지 싱싱한 샐러드를 잔뜩 먹지는 않겠죠. 정신적 스트레스가 가득 찼을 때는 음식도 특히 가공된 정크푸드 같은 것들이 당깁니다. 이러면 당연히 살이 찌고 피부도 안 좋아집니다. 콜레스테롤 수치도 증가합니다. 곧 건강에 적신호가 켜지고 당연히 기분이 나빠집니다. 몸이 불편함을 느끼니 신경이 예민해지고 긍정적인 생각을 하기 어렵죠. 그러니 이것이 다시 정신적 스트레스가 됩니다. 이렇게 만들어진 마음의 독소는 우울증이나 공황장애 그리고 화병 등을 유발하며 심한 경우 자살로까지 이어지기도 합니다.

하지만 모두 잘 알다시피, 현대 사회를 살아가면서 스

트레스를 '0'으로 받으며 살기는 어렵습니다. 그런데 여기서 제대로 알아야 할 것이 있습니다. 이 스트레스를 받는 행위 자체가 우리 몸과 마음에 독소를 쌓는 것은 아니라는 것입니다. 몸과 마음의 독소는 이 스트레스를 우리가 어찌하지 못할 때 쌓입니다. 다시 말해, 위에서 말한 악순환의 예시처럼 폭음이나 폭식으로 스트레스를 해결하려 들거나 또는 그것을 그냥 무시하고 방치하는 등 잘못된 방법으로 스트레스를 관리했을 때 독소가 쌓이는 겁니다.

그럼 어떻게 해야 할까요? 우선 이미 쌓인 마음의 독소를 인정합니다. 내 마음의 독소는 현대 사회를 열심히 살아가다 보니 받은 스트레스와 그것이 낳은 찌꺼기일 뿐입니다. 아무 이유 없이 생긴 해로운 것이 아닙니다. 이렇게 인정해야 마음의 독소를 깨끗하게 정화시킬 수 있습니다.

또한 앞으로 살면서 받을 스트레스에 대해 그것이 다시 마음의 병을 만들지 못하도록 제대로 대처하고 관리하는 방법을 아는 것이 중요합니다.

마음에 쌓인 독소를 정화하고 스트레스를 잘 관리하기 위해서는 근본적인 삶의 방식을 재정비해야 합니다. 너무 거창한 이야기가 나올 것 같아 지레 겁을 먹을 수도 있습니다. 하지만 100세 인생, 최근 들어서는 120세까지도 준비해야 하는 세상입니다. 앞으로 우리가 살아야 할 남은 인생은 생각보다 매우 길죠. 지금까지 살아온 삶만큼 혹은 그보다 더 길게 살아가야 합니다. 그런데 이쯤에 서서 삶의 방식을 재정비해보는 것이 그렇게 거창한 이야기일까요? 정기적으로 정비소에 가서 자동차의 상태를 살피듯, 우리 삶의 방식도 정기적으로 체크하고 정비하는 게 당연하지 않을까요?

너무 겁먹지 마시라는 이야기입니다. 별것 아닐 수도 있고 대단한 것일 수도 있지만, 중요한 건 반드시 필요한 일이라는 것입니다.

삶의 방식에서 체크해보아야 할 것은 크게 6가지입니다.

- 무엇을, 어떻게, 얼마나 먹고 있는가?
- 필요한 만큼 몸을 움직이고 있는가?
- 스트레스를 어떻게 관리하고 있는가?
- 건강한 관계 속에 있는가?
- 얼마나 양질의 숙면을 취하고 있는가?
- 좋은 습관을 늘리고 나쁜 습관을 줄이고 있는가?

이 6가지를 항상 체크하고 의식하며, 긍정적인 방향을 지향하도록 노력하면 백세 건강은 문제없다고 보셔도 됩니다. 삶의 방식은 결국 뭘 먹고, 얼마나 움직이고, 얼마나 잘 자고… 이런 당연하지만 중요한 것들로부터 시작합니다. 삶의 방식을 바꾸겠다고 갑자기 인생관을 조정하거나, 집을 바꾸거나, 당장 내일부터 직장을 관두거나 해야 하는 게 아니란 거죠.

오염으로 뒤덮인 내 삶의 방식을 정화하는 일은 결국 인생 전체의 건강과 행복을 위한 필수 작업입니다. 요즘처럼 '정화'라는 것이 이렇게 절실하게 와닿고 필요한 적이 없었던 것 같습니다. 범람하는 각종 정화 작업과 '힐링'이라는 이름을 달고 달려드는 것들이 또 하나의 부담과 스트레스로 작용하는 면도 분명히 존재합니다. 오히려 독이 될 수도 있는 팁들, 이를테면 '디톡스', '힐링' 등의 허울로 포장되어 무분별하게 확산되는 것들을 보면 안타깝기도 합니다.

언젠가는 숙면을 취하기 위한 방법이라며 특정 브랜드의 향초를 추천하는 기사를 본 적이 있습니다. 정말 위험천만한 내용이었습니다. 그 브랜드의 향초는 각종 화학 첨가물과 향료가 범벅된 제품이었습니다. 그런 향초를 밤새 머리맡에 켜두고 잔다면 우리는 미세 독소를 서서히 흡입하며 잠드는 격입니다. 밑도 끝도 없는 주제로 힐링 자격증을 남발하고 지도자라 사칭하고 다니면서 건강과 행복에 대한 니즈를 이용하고 있는 세태를 보며, 사람들의 몸과 마음을 치유하는 사람으로서 낯 뜨겁고 자괴감을 느끼곤 했습니다.

이제 진정한 정화의 시간을 가져야 합니다. 독소를 빼고, 또다시 독소를 쌓지 않는 삶의 방법을 이해하고 배워서 연습해야 합니다. 비싸고 어려운 유행이 아닌 세상에서 가장 쉽고 저렴한 방법으로 스스로 훈련할 수 있는 방법을 알아야 합니다.

몸이 보내는 메시지를 알아차리는 것 _____

얼굴과 몸에 열꽃이 피어 한바탕 뒤집어진 적이 있었습니다. 몸은 거짓말하지 않는다는 사실을 잘 알고 있기 때문에, 일전에 받은 스트레스로 마음에 화기가 끓어서 그런다는 것도 알고 있었습니다. 하지만 여간해서 그 화기가 가라앉지 않았습니다.

어떻게 풀어야 할까 고민하던 중, 오랜만에 아끼는 지인들과 저녁 모임을 갖게 되었습니다. 격식 있고 예의를 갖춰야 하는 비즈니스 미팅이 아닌 트레이닝복 차림에 시끄러운 식당에서 간만에 가져보는 자유로운 시간이었습니다. 더군다나 그날 한 친구가 바람을 피우다 걸린

이야기를 반성과 후회를 잔뜩 담아 어찌나 솔직하게 이
야기하던지 거기 있던 모든 사람들이 눈물 콧물 흘려가
며 한바탕 큰 웃음을 쏟아냈습니다.

모임이 끝나고 집에 돌아오는 길에, 관계에서 오는 편
안함과 즐거움으로 마음이 따뜻해지면서 동시에 시원해
지는 걸 느꼈습니다.

놀라운 건 바로 그다음 날, 피부과라도 가야 할까 싶었
던 제 피부는 언제 그랬냐는 듯 깨끗하고 보송보송하게
나아져 있었습니다. 정말 신기해서 거울 속 얼굴을 이리
보고 저리 보고 팔과 다리를 몇 번이고 살펴보았습니다.
역시 웃음은 사람을 건강하고 예쁘게 만들어준다는 것,
분노는 사람을 아프고 불행하게 만든다는 것을 재차 느
끼게 된 일이었습니다.

웃음과 편안한 관계는 사람의 마음을 한순간에 치유
해줄 수 있고, 반대로 분노와 불편한 관계는 사람의 마
음을 끝없는 지옥으로 만들어버릴 수 있습니다.

중국에는 예로부터 목숨을 다하는 순간까지 병 없이 천수를 누리는 방법에 대하여 전해 내려오는 《활인심방(活人心方)》이라는 책이 있습니다. 이 책에는 '인간의 병의 뿌리는 마음에서 비롯되므로 마음을 잘 다스리는 것이 건강의 비결'이라고 나와 있습니다.

병원에 내방하는 환자들 대부분은 병원 검사나 검진에서 별다른 원인이 없지만, 분명히 고통스러운 증세와 이상들로 괴로움을 겪고 있습니다. 그럴 경우 흔히 스트레스성 질병, 혹은 신경성이라 진단받고 신경안정제 내지는 스트레스 관리를 잘하라는 얘기를 듣게 됩니다. 분명 몸에 이상 증상이 나타났으니, 이는 내 머릿속에서 상상만으로 만들어진 병은 아닐 것입니다.

그러니 원인을 정확하게 찾아내야 치료를 확실하게 할 수 있죠. 스트레스의 원인을 찾는 것은 몸이 회복되고 치유될 가능성을 매우 높게 만들어줍니다. 또한 원인을 찾아가다 보면 내 마음이 어디에서 고장이 나고 있는지, 그로 인해 생긴 독소들이 내 몸을 얼마나 고갈시키고 피폐해지게 했는지를 들여다볼 수 있게 됩니다.

이 스트레스는 반드시 우리 몸에 먼저 지속적인 신호를 보냅니다.

"이대로 가다가는 안 된다. 지금 당장 마음을 쉬어주고 몸을 관리하라!"

다만 우리가 그것을 무시하거나 또는 알아채지 못할 뿐입니다. 그러다 병이 커지고 깊어지면 그때서 갑자기 이런 일이 생겼다며 놀라고 황당해합니다. 내 몸은 내 마음의 거울입니다. 내 몸이 보내는 신호에 귀를 기울이고 관심을 가져야 합니다. 그런 의미에서 어떻게 보면 스트레스는 거부하고 피해야만 하는 부정적인 것이 아니라, 몸과 마음으로 오는 질병으로부터 나를 지켜주는 일종의 '몸의 신호'입니다. 더 심각할지 모를 몸의 고갈을 막아주는 재충전의 기회인 거죠.

한번은 50대 중반의 남성 사업가가 저를 찾아왔습니다. 병원에 가서 아무리 검사를 해도 이상이 없는데, 다리가 후들거려 제대로 서 있지 못하고 자꾸 휘청거리는 증세가 나타나 괴롭다고 하시더군요. 상담을 통해 최근 내담자의 아버지가 갑자기 쓰러지셨고 설상가상 운영하던 사업까지 큰 실패를 겪었다는 사실을 알게 되었습니다. 또 그분은 유난히 아버지를 심적으로 의지하고 따르는 집안의 장남이었습니다. 그런 그에게 든든한 나무 같은 아버지가 쓰러지셨다는 소식은 엄청난 정신적 부재와 큰 상실감을 야기할 수밖에 없었습니다.

그는 아버지가 편찮으셔서 쓰러지셨다는 걸 인정하지 못하고 받아들일 수 없는 상태였습니다. 집안의 생계와 어른의 역할을 본인이 다 해내야 한다는 부담도 컸기에, 이 모든 현실이 벅차게 느껴져 지탱할 자신이 없다고 말했습니다. 그의 다리는 마치 그의 마음처럼 후들거리고 휘청거림을 겪는 듯했습니다.

우리는 함께 아버지의 노쇠해짐과 병환이 자연스러운

생로병사의 한 과정이라는 것을 받아들이는 연습부터 시작했습니다. 그러고 나서 집안의 어른이 해야 할 역할에 대한 인지를 성숙하게 답습해보았습니다. 무작정 혼자 짊어지는 것만이 어른의 역할은 아니라고 하였습니다. 그보다는 가족들과 함께 아버지와 앞으로의 가정의 앞날에 대해 자주 이야기하고 이 상황을 모두가 함께 밝게 이겨낼 수 있도록 북돋는 역할을 하시라 말씀드렸습니다. 치유 3주 차 정도부터 내담자의 다리 후들거림 증세는 자연스럽게 사라졌습니다.

상담을 하다 보면 유명한 사람들을 종종 만나게 됩니다. 한번은 상당한 인기를 얻고 활동 중이던 가수가 방문했습니다. 실제로 보니 더욱 빛나는 외모를 가지고 있더군요. 그런데 매력적인 겉모습과는 다르게 그의 태도는 상당히 의외였습니다. 걸어들어올 때부터 삐딱하더니 건방지게 털썩 의자에 앉아 불만스러운 눈빛으로 상담실을 둘러보았습니다. 상담이 시작된 후에도, 저를 똑바로 쳐다보지 않고 자기는 오기 싫었는데 억지로 떠밀려 왔다는 티를 팍팍 냈습니다. 묻는 말에 대답도 제대로 하지 않았고요.

상담을 진행하기 너무 어려운 상황이었지만, 그래도 하나씩 하나씩 그의 이야기를 끌어내기 위해 노력했습니다. 이야기를 하다 보니 그가 꽤 오랜 기간 무명 시절을 지내다가 어떤 계기로 인해 갑자기 확 떠오른 라이징 스타였음을 알게 되었습니다. 이제 다 이루었는데 어쩌다 상담실을 찾게 됐는지 물었더니, 밀려드는 스케줄을 소화해야 하는데 목이 너무 아파서 힘들다고 했습니다. 물론 물리치료도 받고 교정도 해보고 주사도 맞고 온갖 치료를 해봤지만 별다른 차도가 없었다고 했습니다. 그러니 마지막 방법으로 심리 치료를 받아보라는 주변의 권유에 속는 셈 치고 온 거였죠.

그의 교만함과 자만심은 하늘을 찔렀습니다. 아무도 알아주지 않는 시절, 밑바닥에서 이런저런 고생을 다 하다가 갑자기 모든 사람의 대우가 바뀌고 자신을 왕처럼 대우해주니 그 변화를 감당하기 벅찼겠지요. 자신을 대하는 세상이 이렇게 바뀌자 그는 모든 사람이 자기 아래로 보이기 시작했습니다.

"다른 사람에게 고개 숙이는 마음을 갖지 못하면 목은

뻣뻣하게 아픈 채로 낫지 않을 거예요. 계속 그리 들고 다니셔야 할 것 같습니다."

계속해서 상담에 성의 없이 응하는 그에게 이렇게 말한 뒤 그냥 돌려보냈습니다. 그도 어이가 없다는 듯 기분 나빠하며 의자를 박차고 나가버렸습니다.

그로부터 열흘 정도 후에 그가 다시 찾아왔습니다. 다시 찾아온 그는 열흘 전보다 한층 누그러져 보였고, 잠자코 시간을 끌다가 천천히 자신의 이야기를 풀어냈습니다.

"무명 시절 너무 많은 무시를 당했어요. 이 바닥이 다들 그렇다고는 하지만⋯ 어디를 가나 인사를 90도씩 해가며 사람들에게 절절 매던 것만 생각하면 지금도 울화통이 치밀어요. 고개를 숙일 때마다 내가 성공만 하면 절대로 누구에게도 굽신거리지 않을 거라 오기를 잔뜩 품었었고요."

그때 품었던 오기와 독이 얼마나 강하게 작용했으면

그의 목을 뻣뻣하게 굳게 했을까요. 그가 품은 독은 결국 누구도 아닌 그 자신을 아프게 만들었던 것입니다.

먼저 그의 마음 깊이 자리 잡은 응어리를 풀어내야만 했습니다. 무시받았을 때마다 구겨진 자존심과 불특정 다수를 향해 품은 원망을 풀고, 그 시절을 잘 견뎌낸 자신을 위로해줌으로써 타인에게 여유롭게 대할 수 있는 진정한 자신감을 만들어야 했죠.

우리에게 병이 찾아오거나 인생의 쓴맛을 보게 되는 고통스러운 시기는, 인생길에 터닝 포인트를 마련하는 계기가 됩니다. 또 자신을 한 번 더 돌아보고 새롭게 깨어날 수 있는 기회이기도 합니다. 이 기회를 통해 심신을 정화하고 자아를 깨울 수 있다면, 완전한 상태로 회복될 수 있음은 물론 그 이상으로 진화할 수도 있습니다. 완전한 상태란 몸과 마음이 균형을 이루고 적절히 조화되어 평온해진 상태로, 자가 회복 기능이 최고로 발휘되는 상태입니다.

알베르트 슈바이쳐 박사는 "우리 의사들은 아무것도 하지 않는다. 그저 환자 내면의 의사를 돕고 격려할 뿐이다."라고 말했습니다. 몸이 보내는 시그널을 잘 전달받고 그것을 내 인생길의 새로운 기회로 잘 사용하기 위해서는 다음 3가지 사항을 명심하는 것이 좋습니다.

첫째, 스스로 치유하고 회복할 수 있다고 믿는 것입니다. 이 믿음이 매우 중요합니다.

둘째, 치유의 여정에 진정한 협력자가 반드시 필요합니다. 진정으로 나를 위하는 협력자를 찾아야 합니다.

셋째, 오직 나에게 집중하고 내 몸이 말하고자 하는 메시지에 귀를 기울여야 합니다. 몸은 나에게 끊임없이 수많은 얘기를 건네고 있습니다. 그런데 머리가 아프다고 바로 진통제를 먹고, 감기 기운이 있다고 바로 몸살 약을 먹고, 잠이 안 온다고 바로 수면제를 먹고…. 이렇게 하는 것은 몸의 신호가 오자마자 꺼버리는 것과 같습니다. 몸이 건네는 이야기들을 약으로 묵살하지 않게 주의하기 바랍니다.

성격이 운명이다 _____

운명은 행복과 건강이 좌우한다고 해도 과언이 아닙니다. 그도 그럴 것이 사는지 죽는지, 살면 언제까지 살 것이며, 혼자일지 함께일지 같은 것들이 모두 건강, 행복과 연관된 것들이기 때문입니다.

그런데 사실 이 행복과 건강이라는 것은 거창하게 멀리 있는 운명보다도 지금 우리의 '마음'과 관계가 깊습니다. 마음은 형태도 실체도 없는 것이라, 아무리 중요하게 얘기해도 막상 잘 모르는 대상이기도 하죠.

가만히 살펴보면, 내가 어떤 마음을 가지고 살아가는지를 가장 잘 나타내고 있는 것이 바로 나의 '성격'이지 않을까 싶습니다.

성격은 후천적으로 만들어지기도 하지만 일정 부분 엄마 배 속에서부터 타고나게 됩니다. 엄마, 아빠가 보고 듣고 먹고 호흡하고 만지는 것들이 그대로 태아에게 전달되어 DNA가 되기 때문입니다. 이 DNA는 훗날 그 사람의 자아, 사고력, 인지력 등에 절대적인 영향을 미칩니다. 이때 만들어진 DNA를 토대로, 보고 듣고 호흡하고 만지는 것들이 쌓여 그 아이의 성격이 만들어집니다.

그래서 배속에서의 10개월이 10년의 교육보다 중요하다는 말도 있습니다. 태교로 수학, 영어, 외국어, 취미에 맞지도 않는 억지 공부를 하느라 스트레스를 받는 것보다는 엄마가 진정으로 즐기고 행복해지는 일을 통해 오감으로 충만함을 느끼는 것이 더 좋습니다. 이를 통해 아이는 원활한 뇌 활동을 하여 지능이 발달하고 유전적인 요인들이 건강하게 구성될 수 있습니다. 행복과 운명이 유전적으로 100% 결정된다는 뜻이 아니라, 그만큼 환경과 훗날 인지 과정의 재훈련을 어떻게 하느냐에 따라 후천적인 결정인자를 만들어낸다는 뜻입니다.

이렇게 만들어진 성격은 나의 운명과 필연적인 관계를

맺습니다. 즉, 내가 먹고 마시고 호흡하고 만지고 듣는 것
들이 나의 운명까지 결정짓는 것이죠.

_____ 성격과 습관을 어떻게 훈련할 것인가

후천적인 성격 형성에 가장 많은 영향을 미치고 있는 것
은 '오감'을 통한 활동입니다. 현대인의 가장 고질병인
스트레스 그리고 마음의 독소는 모두 오감을 통해 생성
되고 있기 때문입니다. 우리는 원치 않는 뉴스를 보고
부정적인 비난을 들으며 분노하고 슬퍼합니다. 나쁜 공
기를 마시고, 나도 모르게 화학물질을 끊임없이 흡입하
고 있으며 패스트푸드같이 몸에 나쁜 음식을 먹으며 살
아가고 있습니다. 아마, 우리는 어떤 스트레스에 노출되
어 있는지조차 모른 채 살고 있을 수도 있습니다.

　이렇게 독소로 가득 찬 일상에서 지치고 병폐해진 오
감을 정화시키는 것만으로도 심신 회복이 이루어집니
다. 제대로 된 오감 정화를 통해 심신이 회복되는 과정
을 배우고 훈련하다 보면 우리를 이루고 있는 바탕인 성

격 또한 건강한 색과 모양으로 변화합니다.

후천적인 오감 정화 훈련을 통해 형성된 성격은 우리가 맺고 있는 '관계'와도 밀접한 연관이 있습니다. 성격이 건강하면 주변 사람들과의 관계 역시 건강하게 형성되고, 또 한편으로 그런 긍정적인 관계는 다시 나의 성격에 영향을 미쳐 더욱더 발전적인 방향으로 이끌기도 합니다.

인간은 어떤 부분보다도 관계를 통해 얻는 행복에 큰 성취감을 느낍니다. 생각해보세요. 내가 존경하고 사랑하는 사람이 나를 같은 마음으로 존경하고 인정해주며 아끼고 있다는 것을 알게 되면 뿌듯하고 충만해지는 느낌을 받지요. 반대로, 내가 아무리 긍정적이고 건강한 마음을 바탕으로 누군가를 위해도 상대방에게서 비난과 무시만 돌아온다면 심한 좌절감을 느낄 것입니다. (물론 이런 관계는 나를 파괴하는 에너지일 뿐입니다. 관계의 개선이나 정리가 필요하겠지요.)

부부, 친구, 부모 자식, 동료, 형제 등 필연적으로 맺어진 관계라고 해서 그 관계가 저절로 건강하고 행복하게 유지될 수는 없습니다. 관계에 있어서 우리는 절대적으로 학습하고 훈련해야만 합니다. 또 이 관계는 비단 사람과 사람 사이의 관계뿐만 아니라 내가 주거하고 있는 공간과의 관계, 함께하는 반려동물과의 관계, 내 일과의 관계 등이 될 수도 있습니다. 어떤 사물이나 현상과 내가 서로 연관이 있거나 연결고리를 맺었다면 모두 '나의 관계'에 해당한다고 볼 수 있습니다. 즉, 이 우주의 모든 에너지와 나는 사실 '관계'하며 살고 있는 것입니다.

성공하는 사람들은 얼굴빛부터 다르다

성격과 마음을 정화하는 것에 있어 가장 중요한 역할을 하는 기관은 바로 '두뇌'입니다. 마음이나 성격을 다스리고 훈련하는 것은 눈에 보이거나 형체가 있는 일이 아니기 때문에 때론 접근하기 막연한 면이 있습니다. 하지만 마음의 주체이고 성격을 총괄하는 두뇌는 여러 가지 과학적인 방법으로 좀 더 명확하게 접근할 수 있습니다.

　뇌에서 '전두엽'이라는 곳은 뇌의 컨트롤 타워, 즉 CEO 역할을 하고 있습니다. 모든 행동과 인지 운동, 계획, 감정 조절, 언어능력 등을 담당하는 뇌의 핵심기관입니다. 미국 위스콘신대학 연구팀이 12년간 연구한 결과, 좌측 전두엽이 활성화될수록 행복지수가 높다는 것을 밝혀냈습니다. 좌측 전두엽에는 웃음을 유발하는 신경 회로가 있어서, 만약 전두엽이 사라지면 우리는 기쁨과 즐거움 등을 느낄 수 없게 됩니다. 좌측 전두엽이 활성화될수록 우리는 즐거움을 더 많이 느낄 수 있고, 또 많이 웃으면 다시 좌측 전두엽이 활성화되면서 엔도르핀이나 세로토닌 등 행복 호르몬이 증가합니다.

이렇게 우리 뇌를 조금만 이해하고 학습하면, 행복한 데다가 효율적이기까지 한 삶을 살아갈 수 있죠. 두뇌가 어떻게 행동하고 생각하느냐에 따라, 그 기능과 구조가 어떻게 변화하는지를 과학적으로 알 수 있기 때문입니다. 뇌를 건강하고 좋은 쪽으로 활성화시켜주면 내 감정이나 사고 그리고 행복을 조절하기 훨씬 수월해지고 더 인간다운 모습으로 평화롭게 살 수 있습니다.

저는 직업상 매일 다양한 사람을 만나다 보니, 때론 점쟁이 수준으로 상대방의 행불행이 예측되기도 합니다. 어떻게 알 수 있을까요?

지금까지 이야기한 것을 바탕으로 유추해보시면, 예

상 가능할 겁니다. 행복한 사람, 성공한 사람, 건강한 사람들이 갖고 있는 공통적인 특징과 불행한 사람, 실패한 사람, 아픈 사람들이 갖는 공통적인 특징이 확연히 다르게 드러나기 때문입니다. 그들은 일단 얼굴빛과 눈빛 등 표정에서 차이가 납니다. 그리고 제가 말할 때 듣고 있는 자세 또한 다르게 나타납니다. 말을 할 때 움직이는 손이나 고개, 몸의 움직임도 이 두 부류로 나눈다고 했을 때 확연한 차이가 있습니다.

한번은 회사원 두 분의 코칭을 동시에 의뢰받은 적이 있었습니다. A라는 분은 젊은 나이에 임원 자리에 계시며 승승장구하고 있었고, B라는 분은 그보다 나이는 좀 있었고 회사에서 잘리기 직전인 상태였습니다. 특히 웅얼거리는 말투에서 자신감이 많이 상실된 것이 확연하게 보일 정도였습니다. 이 두 분을 가만히 관찰하면서 저는 앞으로 코칭을 통한 두 사람의 행보가 매우 달라질 것이라는 예감이 들었습니다.

A는 잘나가는 사람들이 흔히 그러하듯 자신감이 넘치는 분이었습니다. 하지만 그 자신감이 묘하게 긍정적인 방향을 비추고 있지 않은 느낌이 강하게 들었습니다. 물

내 몸은 나 마음의 결과물

론 그 자신감으로 그 자리까지 오른 것은 사실이었겠지만, 그것이 그를 그 자리에 오래 머물게 하기는 어려워 보였습니다. 이유는 분명했습니다. 자신감이 넘치다 못해 자만하게까지 느껴지는 A는 제가 어떤 이야기를 해도 잘 들으려 하지 않았습니다. 본인의 기분에 맞는 소리만 듣고 싶어 했고 정작 본인에게 꼭 필요한 메시지는 거부했습니다. 본인의 다음 승진을 확실시하는 동시에 주변 사람들에 적대감을 표했죠.

"그 자리까지 가시는 데에는 분명 여러 사람의 도움이 있었을 겁니다."

"천만에요! 다른 이들의 시기 질투가 없었으면 진작에 승진했고, 아마 지금보다 더 잘되고 있을 겁니다."

B의 상황은 조금 달랐습니다. 어려운 상황 때문인지 아니면 그런 태도가 그의 상황을 만들었는지는 알 수 없었지만, 많이 위축되어 보였습니다. 다만, 그의 상태는 충분히 호전 가능해 보였습니다. 왜냐하면 본인의 상황을 누구보다 정확히 인지하고 있었고 제가 말하는 것들

을 하나하나 받아들이려는 열린 태도가 있었기 때문입니다. 저는 B에게 지금의 상황을 전화위복으로 삼고 다른 세상으로 도약하는 계기로 마련해보자고 제안했고 B는 긍정적으로 따라주었습니다. 심지어 "회사가 떠날 사람에게 이런 배움의 시간까지 제공해주니 고마울 따름이죠."라며 오히려 감사해했습니다.

이 정도면 아마 제가 아닌 누구라도 그 둘의 미래를 예상할 수 있을 것입니다. 네, 연말이 되어 두 사람이 받게 된 결과는 모두의 예상대로입니다. A는 회사를 떠났고 B는 오히려 회사에 남아 승진까지 하며 지금도 도약하고 있습니다.

이 말인즉, 긍정적인 삶의 방향을 가진 사람들이 공통적으로 가지고 있는 특징을 종합해보고 그들의 습관을 학습하고 훈련한다면 누구라도 더 나은 삶으로 나아갈 수 있다는 뜻입니다.

그럼 이제부터 본격적으로 건강하고 행복하게 사는 사람들이 어떤 마인드를 가지고 살아가는지, 그렇지 않은 사람들도 쉽게 따라 하고 실천하고 훈련할 수 있는 방법은 무엇인지 알아보도록 하겠습니다.

내 몸과 마음을 깨우는 습관

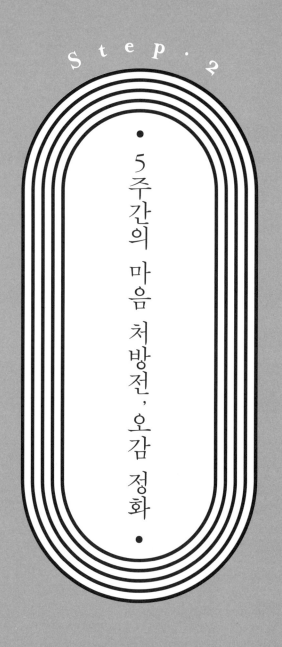

Step. 2

5주간의 마음 처방전, 오감 정화

왜곡된 인지를 치료하는 목표는
인지를 통해 작용하는 모든 정보처리 체계를 조정하여,
긍정적 사고의 변화를 주도하는 것이다.

아론 백
Aaron. T. beck

무엇을, 어떻게 바라볼 것인가

우울한 사람들을 서너 명만 만나보아도, 그 사람이 왜 우울해졌는지 알 수 있습니다. 물론, 그 사람이 처한 상황 자체가 어쩔 수 없는 우울을 초래했을 수도 있지만요. 예외의 상황은 당연히 있습니다. 하지만 이야기를 나누다 보면 그 사람을 우울하게 만든 건 상황이 아니라 그 사람 '자신'인 경우가 많습니다. 주변 사람들이 아무리 "괜찮아, 그렇게 심각하지 않아. 이겨낼 수 있어."라든가 "힘내, 우리가 도와줄게."와 같은 말을 해주어도 "아니야. 소용없어."라는 태도로 일관하는 경우를 떠올려보면 쉽습니다.

종종 세상을 바라보는 관점, 상황을 해석하는 태도, 의미를 부여하는 방법 등이 상당히 왜곡된 사람을 볼 수 있죠. 이를 '인지적 왜곡'이라고 말하는데요. 이것은 본인이 지닌 '부정적인 핵심 신념' 때문입니다. 왜곡된 관점은 습관적으로 잘못된 회로를 형성해, 어떤 생각을 하든 그 회로를 통해 사고가 확장되고 이 때문에 우울한 감정이나 불행한 느낌이 증폭됩니다. 이런 정서적 증상은 일상생활에 어려움을 가져오기도 하고, 실제로 인생이 여기부터 꼬이는 경우들도 있습니다.

이런 경우, 현재 부정적으로 설정되어 있는 사고 회로에서 왜곡을 걷어내고 교정해주는 것이 필요합니다. 즉, 합리적인 사고 회로로 대체해주는 것이죠. 이렇게 왜곡된 인지 과정의 교정은 건강한 삶을 살 수 있도록 돕는 방법 중 하나입니다. 인지 치료(cognitive therapy)의 창시자인 아론 벡(Aaron. T. Beck)은 "왜곡된 인지를 치료하는 목표는 인지를 통해 작용하는 모든 정보처리 체계를 조정하여, 긍정적 사고의 변화를 주도하는 것이다."라고 말했습니다.

우리의 육체적, 심리적 건강 상태는 태도와 관점 그리
고 생활 방식을 어떻게 하느냐에 달려 있다고 말씀드렸
습니다. 나에게 나타난 병의 책임은 나 스스로에게 가장
크게 있다는 의미인데요. 그럼에도 우리는 아프거나 고
통스러운 상황에 처하면, "누구 때문이야."라거나 "환경
이 이래서 내가 이 모양 이 꼴이야."라고 착각합니다.

그러나 조금만 침착하고 냉정하게 바라본다면, 지금
불행한 이유가 환경과 조건 때문이 아니라는 것을 알 수
있습니다. 그보다는 삶에 대한 나의 태도, 나의 시선이
그 핵심이었다는 것을 깨달을 수 있지요.

그래서 우리는 흔히 "행불행은 내 마음에 달려 있다."
고 말합니다. 나의 시선, 관점의 프레임을 어떻게 가지냐
가 관건이라는 것입니다. 이것을 '프레임의 법칙'이라고
부릅니다. 나를 행복지수가 가득한 틀에 둘 것인지, 불행
지수가 가득한 틀에 둘 것인지는 스스로 선택에 달려 있
습니다.

저희 집에 집안일을 도와주시는 아주머니가 한 분 계

십니다. 항상 밝고 명랑하셔서, 그분만 보면 제가 다 힘이 나곤 했지요. 저한테도 이모뻘 되는 연세라 남의 집 일을 돕는다는 것이 육체적으로 힘들 수도 있고 왔다갔다 귀찮을 법도 한데, 단 한 번도 찡그린 얼굴이나 "아니요.", "안 돼요." 같은 말을 하는 걸 본 적이 없었습니다. 하루는 제가 "아주머니, 어찌 그리 매일 기분이 좋으세요?"라고 여쭤보았습니다.

"당연히 좋죠. 지금 내 나이에 이렇게 일하러 다닐 수 있는 게 감사한 일 아닌가요? 매일매일 용돈 벌어서 좋고 운동되니까 좋고, 또 그만큼 내가 건강하다는 증거기도 하고요. 나와 다른 삶을 사는 좋은 사람의 집을 다니면서 내가 배우지 못하고 경험해보지 못했던 여러 일들을 간접 경험도 해보니 하루하루가 너무 재미있지요."

정신이 번쩍 나더군요. 순간 그분 뒤에 후광이 비치면서 손짓 하나, 말씀 하나가 모두 기품이 흘러넘쳐 보이기까지 했습니다. 이런 상황에서 분명 누군가는 이렇게 말했을 것입니다. "자식들이 변변치 못하니 내가 이 나

이까지 고생이우. 내가 박복한 팔자지. 남들은 자식들 다 키워놓고 여생 편히 보내고 있을 나이에 남의 집 일이나 하고 있고…."라고요.

사실 저부터도 그러지 않았을까 하는 생각에 순간 귀가 빨개졌습니다. 그리고 우리 아주머니는 덧붙여 저를 한 번 더 깨우쳐 주셨습니다.

"사실 우리 아들이 아직 취직을 못 하고 있는데요. 덕분에 우리 아들이 요즘 효자 노릇을 톡톡히 하고 있어요. 딸 둘은 시집가서 잘 볼 수가 없거든요. 우리 아들은 내가 나와서 일하는 동안 집안일 다 도와주고 저랑 가끔 영화도 보러 가고 시장에도 같이 가고 너무 좋아요. 저는 밖에서 돈 벌고 우리 아들은 안에서 살림하며 돈 버는 거죠."

아주머니가 매일 건강하고 밝은 얼굴로 살 수 있었던 것은 본인이 갖고 있는 관점의 프레임 덕분이었습니다. 백수 아들이 집에 있는 상황을 두고 '어휴, 취직도 못 한 저 못난 아들을 어쩌면 좋아. 골칫덩이.'라는 관점이 아

니라 '집에서 나와 함께 해주는 착한 아들'이라는 관점
으로 바라보니 세상이 더 밝게 보인 것입니다. 저에게는
아주머니가 살고 있는 세상 자체가 아예 다른 곳이라 느
껴질 정도였습니다.

내담자와 상담할 때, '이분은 치료가 순조롭게 잘 진행되
겠다.' 혹은 '아, 이분은 시간이 좀 걸리겠다.'라는 판단이
서곤 합니다. 대화를 통해 내담자가 갖고 있는 관점의 프
레임을 살펴보면 유추가 되는 것이죠.

첫 번째 상담 후, 다음 세션에서 내담자분과 나누는 대
화는 대체로 다음과 같습니다.

"상담 후 컨디션은 어떠세요? 기분은 괜찮으셨어요?"

"머리가 계속 아프고, 잠도 여전히 잘 안 오고, 몸에 기
운이 없어요."

"네, 그러셨군요. 혹시 좋아진 것도 있으신가요?"

"잘 모르겠는데…. 아, 약을 줄여도 사는 데 지장이 없구나 싶고 의존도가 좀 내려갔어요."

"오, 너무 좋네요. 또 있나요?"

"약을 줄이니 식욕이 좀 생겼어요. 몇몇 사람이 얼굴이 좀 밝아졌다고는 하네요."

"정말 잘됐네요. 머리가 여전히 아프다고 하셨는데 전처럼 심하신가요?"

"아뇨. 아프긴 한데 예전만큼 아니에요. 잠도 예전보다는 잘 자는 편이고요."

"다행입니다. 여전히 아픈 부분도 있지만, 예전에 비해 좋아진 점도 많네요. 어떤 게 더 소중할까요?"

"당연히… 좋아진 점이 더 소중하죠."

바로 이것입니다. 나빠진 것, 안 좋은 상황, 우울한 기분에 집중하지 말고 조금이라도 좋아진 점, 나아진 상황, 찰나라도 즐거웠던 기분에 집중하는 것입니다. 왜? 그것이 훨씬 소중하기 때문입니다.

이 세상에 어느 누구의 삶도 100% 안 좋고 괴로운 점으로만 가득 차 있지 않습니다. 또 행복하고 좋은 점으로만 채워진 삶도 없습니다. 행복하기도 하고 불행하기도 합니다. 즐거운 상황도 있고 괴로운 상황도 있습니다. 물론 그 비중이 좋은 것이 더 크게 차지하면 좋겠지만, 인생사 내 마음대로 흘러가지 않죠.

그때, 나의 의식과 주의력을 좋은 것에 집중하는 것입니다. 즐거움이 1이고 괴로움이 9라면 9 말고 1에 집중해 보세요. 결국 인생의 차이는 여기서 만들어집니다.

──────── 긍정적 사고로 가는 새 로드맵을 뇌에 그린다

사실 우리는 10대가 되었든 80대가 되었든 그간 살면서 겪은 경험과 반복된 학습에 의해 순간적으로 반응하고 사고하게 됩니다. 이것은 내가 알아차리지 못하는 찰나의 순간에 이루어지기도 합니다. 이렇게 순간 반사적인 반응이 일어날 때, 앞서 이야기했던 인지적 왜곡이 일어나곤 합니다.

예를 들면, 그간 실패와 좌절 혹은 비난받았던 경험이 많았다고 합시다. 그럼 비슷한 상황이 주어질 때 내가 어찌해볼 새도 없이 습관적으로 뇌는 '어차피 또 실패할 거야.', '이 보고서를 올렸다가 또 깨지면 어쩌지?', '이번 연애도 저번과 마찬가지로 망칠 것 같아. 난 정말 문제가 있어.'라고 생각하게 됩니다. 이러한 자기 비난, 자기 부정, 부정적 예단은 상황을 왜곡하여, 잘 해결될 수 있는 일임에도 실패할 확률을 스스로 높이는 결과를 가져옵니다.

반면에 작은 성취라도 많이 해보고 긍정적인 경험을 많이 한 사람들은 똑같은 상황에서 '난 잘 해결할 수 있어.', '내가 하면 잘되니까. 이번에도 무사히 결재가 날 거야.', '그 사람도 나름 사정이 있겠지. 연애를 할 때 이런 상황도 있구나.'라는 식으로 뇌가 반응합니다.

잠깐, 그렇다면 아마 여기서 이런 생각이 드는 분들이 계실 겁니다.

'그래? 거봐, 난 안 되겠네. 어릴 때부터 불우하게 자랐고 되는 일이 없었어. 긍정적인 경험이나 기억도 없는데 어떻게 긍정적으로 사고하겠어. 이게 다 날 이렇게 키운 부모님들 때문이야.'

이렇게 생각하려고 하셨다면 잠깐 멈춰주세요. 지난 시간의 경험이 지금을 결정짓는다는 이야기를 하려는 게 아니라는 걸 잘 아실 겁니다. 자, 우리 다른 관점의 프레임을 한번 끼워볼까요?

'아, 내가 지금까지 부정적으로 반응했던 것은 이런 이유가 있었구나. 내가 이상한 게 아니었어. 그러면 어떻게 이 상황을 개선시킬 수 있을까? 부정적인 반응이 내재된 이유가 있으니, 그것을 극복할 수 있는 방법도 분명 있을 거야.'

지금 우리에게 가장 중요한 것은 '어떤 식으로 사고하느냐'가 아닙니다. 그걸 안다고 해서 당장 되지도 않습니다. 중요한 것은 현재의 내가 순간적으로, 습관적으로 어떤 생각을 하고 어떻게 반응하고 있는지를 '알아차리는 것'입니다. 일종의 로드맵이나 스위치에 비교할 수 있습니다. 산에서 사람들이 많이 다니는 길이 자연적으로 확장되고 등산로로 형성되듯이, 내가 습관적으로 반응한 사고의 패턴이 나의 뇌에 로드맵을 그리게 됩니다. 내비

게이션에 '우리 집'을 누르면 자동으로 안내하는 것과 같습니다.

그러므로 지금부터는 스위치를 'on'으로 바꾸고 새로운 로드맵을 형성해야 합니다.

행복의 스위치가 켜지는 '알아차리기' 훈련

음식도 오래 씹고 찬찬히 먹어야 소화가 잘되고 맛도 더 잘 음미할 수 있는 것처럼, 나의 감정과 마음도 집중하여 관찰하고 알아차려야만 효과적으로 컨트롤하고 건강하게 유지할 수 있습니다. '알아차린다'는 것은 일종의 스위치 역할을 합니다. 예를 들어 화가 났을 때, 화를 처음 나게 한 이유는 아주 사소했지만 화를 계속 내다 보면 분노는 점점 더 증폭되어 주체할 수 없게 됩니다. 우울이나 분노는 한번 휩싸이면 그 구렁텅에서 헤어 나오지 못하고 허우적대다가 더 깊이 빠지게 됩니다.

이럴 때 전기 스위치를 켜고 끄듯 감정의 스위치를 그때그때 전환하고, 감정을 잘 처리해야만 화평하고 건강

5주간의 마음 처방전, 오감 정화

한 생활을 할 수 있습니다. 이 스위치를 적절하게 작동시키기 위해 '알아차리기' 훈련이 필요합니다. 알아차리기가 습관이 되면 우울한 감정이 들더라도, 즉각적으로 나의 우울을 알아차리고 스위치를 전환할 수 있습니다. 알아차리면 사라집니다. 알아차리면 깨어날 수 있습니다. 알아차리면 지금 여기로 돌아올 수 있습니다.

알아차리기 훈련은 쉽습니다. 나의 감정 상태가 어떤지, 내가 지금 어떤 생각을 하고 있는지, 판단이나 결정 없이 그저 알아차리면 됩니다. 화가 날 때는 '화가 났구나.' 우울할 때는 '우울하구나.' 배가 고플 때는 '나는 지금 배가 고프구나.' 하는 식으로 말이죠. 이렇게 나의 감정, 생각, 욕구나 행동 등을 알아차리고 받아들이는 훈련을 하다 보면 나의 감정 스위치 조절 능력이 향상됩니다.

알아차린 후, 뭘 어떻게 하려고 의도적으로 노력하지 않아도 됩니다. 가만히 그 감정 상태를 알아차리고 바라보면, 한 템포 쉴 수 있습니다. 불구덩이에서 빠져나와 미친 듯이 화를 내고 있는 나를 담담하게 바라볼 수 있는 힘이 생깁니다. 이 훈련을 열심히 해서 알아차리기를 익숙하게 만들면, 인생이 한결 가벼워지고 평화로워질 수 있습니다.

한 대학생이 매일 우울하고 화나는 감정을 해소하기 위해 끊임없이 남자 친구를 사귀거나 쇼핑, 음주가무에 빠져 살다가 저에게 상담을 받으러 왔습니다. 상담을 받으러 왔을 때의 상황은 당연히 인간관계도 불안정했고, 남자 친구에게도 집착했으며, 성적은 학사경고 내지는 바닥이었습니다. 그러니 더 우울하고 화가 나는 날의 연속이었죠.

저와 상담을 하면서 학생은 알아차리기 훈련을 시작했습니다. 학생은 늘 콩알만 한 생각들로 발화가 되어 불구덩이 혹은 깊은 바다에 빠져 힘들어했는데, 자신의 감정을 객관적으로 알아차리니 그것만으로 그 무게가 조금씩 가벼워지는 걸 느끼게 됩니다. 학생은 알아차리기 훈련에 꽤 흥미를 가지고 잘 따라와줬습니다. 지금까지 알지 못했던 스스로의 생각, 감정의 움직임, 객관적인 본인의 모습 등을 관찰했죠.

"제가 했던 공부 중 가장 쓸모 있는 게 알아차리기 훈련이에요!"

학생은 이후 공부에 새롭게 취미가 붙어, 석사 과정까지 무사히 마치고 번듯한 제약회사에 취업했습니다. 그녀를 보며 알아차리기가 한 사람의 인생을 드라마틱하게 변화시킬 수 있음을 실감하였습니다.

계속해서 알아차리는 연습을 하다 보면 자동적으로 반응하던 감정 모드가 서서히 수동으로 전환되는 것을 알 수 있습니다. '아, 내가 지금 이런 식으로 생각하고 있구나.', '내가 또 부정적으로 반응하고 있네!'라고 알아차리는 순간, 그 생각은 서서히 사라지게 되어 있습니다.

여기서 더 효과적인 다음 단계가 있습니다. 알아차린 감정과 생각의 흐름들을 아래의 방법으로 적어보는 것입니다.

- 원인: 나는 지금 무엇 때문에 화를 내고 있는가?

  예) 부하 직원이 일을 성실히 하지 않은 것 같아 화가 났다.

- 객관적 사실: 내가 진짜로 화내고 있는 상황은 무엇인가?

  예) 부하 직원이 질문에 답을 못 해 얼버무렸다. 그 모습에 나는 그가 성실하게 일하지 않은 것 같아서 화가 났다. '일을 대

충 하는 건가?'라는 생각이 들었고 이어서 '나를 무시하지 않으면 저렇게 하지 않을 텐데.'라는 생각이 들면서 더 화가 났다.

- 결과: 앞에 쓴 상황에 대한 결과

  예) 사람들 앞에서 그 직원에게 소리 지르고, 비아냥거렸다.

- 전환 : 나를 진정시키는 데 도움이 되는 생각의 전환은 무엇이 있을까?

  예) 부하 직원들이 다 나 같을 수 없고, 내가 그들을 다 나처럼 가르칠 수 없다. 그들이 어떻게 나와 똑같은가? 나름의 이유가 있겠지. 저때 내 상사들도 나를 보며 그랬을 거야. 나를 무시한다는 건 내 생각일 뿐이야. 어렵고 쑥스러워서 그랬을 수도 있어.

- 영향: 생각의 전환이 나에게 어떤 영향을 미치는가?

  예) 다음부터는 순간적인 분노로 상황을 심각하게 만들지 말자. 훨씬 마음이 가볍다. 스스로의 감정을 나를 컨트롤했다는 생각에 뿌듯하다.

쓰는 행위는 마음으로부터 거리를 두고 생각을 객관적으로 바라보게 하는 힘을 줍니다. 그리고 나의 생각이

나 감정들을 구조화하고 분석하여 개선이 쉽게 됩니다. 감정의 가지치기가 기하급수적으로 번지거나 확산되는 것을 막아줄 수 있습니다.

어떻게 해석하고 어디에 집중할 것인가

알아차리고 적어보기까지 했다면 이제부터는 선택의 문제입니다. 주로 내 기대대로 되지 않거나 '~때문에 상황이 이렇게 되었다.'는 생각으로 마음이 괴로워지곤 합니다. 같은 일이 벌어져도 아래와 같이 두 가지 반응이 나타날 수 있습니다.

- A: 그 인간 때문에 내 인생을 망칠 수 없어. 지나간 일은 지나간 일이야. 내가 계속 그 일로 화를 내고 속을 끓이면 내 손해고 어리석은 일이야. 덕분에 인생 공부 많이 했잖아?
- B: 난 그 인간 절대 용서 못 해. 그는 배신자야. 죽여버리고 싶어. 내 인생을 망쳤어. 무슨 일이 있어도

똑같이 되갚아줄 거야.

A라는 사람이나 B라는 사람 모두 처한 환경은 같습니다. 그러나 어떻게 해석하고 어디에 집중하냐에 따라 둘의 상황은 완전히 달라졌습니다. 과연 누가 괴롭고 누가 편안할까요? 답은 자명하죠.

우리는 일상 속에서 크고 작은 일로 B와 같은 선택을 많이 하고 있습니다. 누군가를 탓하고, 그 사람을 미워하며 감정을 낭비합니다. 반드시 복수를 하지 않더라도, 누군가를 향해 품고 있는 미움이나 나쁜 에너지는 결국 나에게 되돌아오고 맙니다. 습관적으로 부정적인 해석을 하고 안 되는 것에만 집중하고 있는 나를 알아차리세요. 그리고 다시 해석하고 다시 선택하는 연습을 해야 합니다. 일상적으로 돌아가는 생각의 패턴들을 아래처럼 적어보며, 의도적으로 새롭게 해석해봅시다.

- 나를 미워하는 상사가 있다는 건, 내가 지금 열심히 다녀야 할 직장이 있다는 것
- 나를 열 받게 하는 친구가 있다는 건, 아직까지 나

의 인간관계가 그리 삭막하지 않다는 것

- 할 일이 너무 많아 시간이 촉박하다면, 내가 열심히
살고 있다는 것
- 전기세 폭탄을 맞았다면, 내가 그만큼 편리를 충분
히 누리며 살고 있는 것
- 질병이 생겼다면, 그간 혹사하고 과로한 나에게 휴
식의 시간이 주어진 것
- 누군가 나를 귀찮게 한다면, 아직까지 나는 누군가
에게 매우 필요한 사람인 것

몇 년 전, 우연히 친구가 계약을 취소한 집에 이사를
하게 되었습니다. 눈앞에 홍송이 어우러진 산이 보이고,
현관문을 열고 나가면 1분 거리에 등산로가 있으며, 집
앞이 도로가 아닌 푸른 공원이 있는, 정말 한 치의 고민
도 없이 바로 계약하기 충분한 집이었습니다.

그런데 저를 끌어당긴 그 매력들이 애물단지가 되리
란 걸 누가 알았겠습니까. 산이 바로 지척에 있어 온갖
듣도 보도 못한 벌레들이 날아들어 기겁하게 만들고, 한
적하게만 보이던 공원은 온 동네 아이들이 모여들어 하

루도 조용한 날이 없었습니다. 또 밤이면 주민들이 모여 무슨 운동을 그리 시끌벅적거리며 하는지. 그때부터 제겐 시련의 하루하루가 시작되었습니다. 정작 할 일은 하지도 못하고 방역업체다, 소독회사다, 방음시설이다 하여 쓸데없는(?) 일에 신경 쓰다 보니 산을 바라보며 고요히 글 쓰고 수련하겠다는 나의 환상과 전혀 딴판인 삶이 펼쳐지고 있었죠. 하루하루가 너무 힘들고 괴로웠고 집을 넘긴 친구가 원망스럽기까지 했습니다.

그러던 중 우연히 만난 또 다른 친구가 우리 동네로 이사 오게 된다는 말을 들었습니다. 어찌나 반갑고 기쁘던지 우리는 동시에 환호를 지르며 하이파이브를 했습니다. 그러다가 동시에 둘 다 똑같이 오른쪽 팔목 정확히 같은 위치에 상처가 있음을 발견했습니다. 며칠 전 어딘가에 데어 물집이 잡힌 상처라고 했습니다. 세상에, 저도 며칠 전 불에 덴 상처였는데. 남들이 보면 정말 아무것도 아닌 우연의 일치였지만 사소한 일상의 공통점은 순식간에 우리를 더더욱 세상에 둘도 없는 절친으로 만들어주었고, 우리는 역시 전생부터 일심동체인 지중한 인연이었다며 호들갑을 떨었습니다. 그때부터 전 그

동네로 이사 오게 된 것이 즐겁고 신나는 일로 느껴졌습니다. 이제 이 집은 운명적인 절친과 같은 동네에 살게 해준 은인 같은 집이 된 것입니다.

순간, 제가 끊임없이 환경과 조건만으로 행복해지려 노력하고 있었다는 걸 깨달았습니다. 관점만 살짝 바뀌었을 뿐인데, 스트레스에서 벗어나는 것은 물론 한순간에 모든 걸 다 가진 듯 행복했기 때문입니다. 이 간단한 원리를 누구보다 잘 알면서도 실천하지 못하고, 끝도 없이 외부의 것들을 동원하려 했으니 얼마나 어리석었던지요. 아름답다는 이유로 자연을 즐기려 했으면서 그의 일부인 생명체는 혐오스럽다는 이유로 방어하려 했고, 그저 사람 사는 정겨운 소리이자 건강한 모습들을 나와 다르다는 이유만으로 거부하고 받아들이지 못했던 저는, 억지로 행복해지려 노력하던 헛된 수고로움을 그만 놓아버리기로 했습니다. 진정한 행복은 그 순간을 후회 없이 있는 그대로 즐기면서, 우연인 듯한 필연을 감사히 받아들이면 자연스레 충만해지는 것이었습니다.

인생은 늘 선택입니다. 내가 선택한 관점, 해석, 집중에 따라 가시밭길이 펼쳐질 수도 있고 즐겁고 평온한 들판이 펼쳐질 수도 있습니다. 일체유심조(一切唯心造: 일체 만물은 모두 마음에 달려 있다.)라는 나의 선택인 것이죠.

감사하면 또 감사할 일이 생긴다

마인드 힐러라는 직업상 가장 많이 받는 질문 중 하나가 "선생님은 항상 행복하세요?"라는 질문입니다. 저도 그저 평범한 사람인데, 어찌 늘 행복하기만 하겠습니까? 어느 누군가와 마찬가지로 때론 행복해하기도 하다가 때론 세상 무너질 듯 불행하기도 하다가 어느 날은 평범 그 자체로 무덤덤하기도 하면서 희로애락을 끊임없이 겪고 있습니다.

그러나 한 가지 분명한 것이 있습니다. 항상 '감사한다'는 것입니다. "에? 결국 또 감사야?"라고 하실 수 있습니다. 하지만 제가 앞의 질문에 대답할 수 있는 것은 진정 이것 하나입니다.

저도 시시각각 행복하기도 하고 슬프기도 하지만 늘

감사한 것만은 확실합니다. 그래서 남들보다 감사한 일이 더 많이 일어나고 있습니다. 매사 감사하기가 익숙해지고 늘 감사하다는 사실 자체를 알아차리며 살다 보니, 정말로 감사할 일이 점점 더 많아지는 기적 같은 선순환이 계속되고 있습니다.

상담하러 오시는 분들께 감사 리스트를 써보시라 제안하면, 대부분은 펜을 들고 한참 있다가 "별로 감사할 게 없는데요."라고 하시거나 오히려 화가 난다고 하십니다. 제가 보기에는 너무나도 감사할 것이 많은 분들임에도 말이죠. 그러나 1주, 2주 알아차리기와 쓰기 훈련 치료가 진행될수록 감사한 점을 단 한 줄을 못 쓰던 분들이 달라지기 시작합니다. "아, 내가 이렇게 많은 감사함을 누리고 살았는데 너무 모르고 살았군요." 하면서요. 눈물을 흘리는 분들도 있고요. 그 순간 그들이 갖고 있던 원망과 화도 눈 녹듯 사라지면서 얼굴이 밝아집니다.

이 감사하기 치유를 함께 하면서 느낀 것들이 있습니다. 첫째, 너무 많은 이들이 현재 나의 처지와 상황에서 결핍에 집중하고 있다는 것입니다. 정작 내가 누리고 있는 것, 나에게 있는 것, 내가 가진 것에 대해서는 당연시하고 있고요. 글씨를 알고, 소통할 수 있고, 책을 읽을 수 있고, 이 자체만으로도 당신은 100명 중에 1명 안에 드는 특별함을 누리고 있는 것입니다.

둘째, 감사함은 남들의 처지보다 뛰어남에서만 느낄 수 있는 것이 아니라는 점입니다. 처음 감사하기 훈련에서는 '~때문에' 감사하고, '~덕분에' 감사한 것을 찾아나가지만, 이것을 점점 발전시켜 '그럼에도' 감사한 것을 찾아나갑니다. 그래야 우리 삶이 진정으로 풍요로워지고 감사하기가 몸에 체득되기 시작합니다.

이렇게 우리 몸과 마음을 기적처럼 변화시켜주는 감사 리스트는 어떻게 작성하면 좋을까요?

아주 간단합니다. 매일매일 틈틈이, 사소한 거라도 감사한 것을 찾아서 적습니다. 형식도, 방식도 모두 자신의 처지에 맞게 하면 됩니다. 가장 편한 방법을 택해주세요. 예를 들면, 핸드폰 메모장에 그때그때 떠오르는 감사함을 적습니다. '건강하게 오늘을 잘 마칠 수 있어서 감사해.', '하는 일에 진척이 있어서 감사해.', '오늘 점심을 맛있게 먹을 수 있어 감사해.', '사랑하는 우리 강아지랑 산책할 수 있음에 감사해.' 등 사소한 거라도 적어보세요.

이런 것조차 어렵고, 감사한 일이 잘 떠오르지 않는다면 더 사소하고 당연하다고 느꼈던 것들까지 눈을 돌려보세요. '이렇게 감사 노트를 적을 수 있는 핸드폰이 있어 감사해.', '글을 읽고 쓸 수 있어 감사해.', '끼니마다 음식을 잘 씹고 소화시킬 수 있어 감사해.' 등입니다. 있는 것들을 관찰해보세요. 감사할 것은 반드시 있습니다.

감사 리스트와 함께 감사함에 있어 명심하고 실천해야 할 것이 하나 더 있습니다. 반드시 스스로에게든, 상대방에게든 표현을 해야 한다는 것입니다. 특히 구체적으로 해주는 것이 효과적입니다. "오늘 배려 감사해요." 도 좋지만 "오늘 저를 위해 바쁜 시간을 변경해주셔서 정말 감사합니다. 감동이었어요."가 훨씬 울림이 있는 전달이 될 수 있습니다. 그러면 상대방은 다음번에도 당신을 위해 시간을 비워둘 확률이 높아지겠죠.

'나는 그런 오글거리는 표현은 하고 싶지 않아. 난 원래 그런 말 잘 안 해.'라고 스스로 단정 짓는 분들이 있다면, 감사함이라는 무한 축복의 공짜 기회를 스스로 거절하는 것과 같다고 생각해보시면 어떨까요? 감사함의 표현은 내가 상대를 위해 관용과 배려를 베푸는 것이 아니

라, 나 자신이 더욱 행복하고 건강한 삶을 살기 위해 필

수적으로 해야 하는 건강한 표현입니다.

Therapy Note

눈을 정화시키고 마음을 움직이는
컬러 테라피

•

세상 만물은 색(色)으로 이루어져 있습니다. "너 자신은 색 그 자체다."라는 말이 있을 정도로 색은 인간이 가지고 있는 중요한 특성 중 하나이죠. 색은 우리에게 강력한 파장과 영향 그리고 물리적 자극을 줍니다. 또 강력한 치유의 도구이기도 합니다. 그러다 보니 색은 우리 삶의 전반에 엄청난 영향을 주고 있습니다.

기업의 전반적인 마케팅이나 이미지 광고에서 색은 중요한 전략 포인트입니다. LG 하면 빨강, 삼성 하면 파랑이 떠오르고 세계에서 가장 유명한 음료인 코카콜라 역시 강렬한 빨간색 로고를 빼고 말할 수 없습니다. 색이 가지고 있는 느낌과 인상으로 기업의 정체성을 표현하는 것이죠.

우리가 매일 먹고 마시는 영양제, 약, 가공 음식의 색도 심리적인 기능과 연결시켜 많이 활용되고 있습니다. 식욕을 돋우고 위장을 편하게 해주는 주황, 노랑은 소화제에 가장 많이 쓰이는 색상입니다. 군중의 지지를 얻어야 하는 정치판에서는 색이 매우 전략적으로 사용됩니다. 또, 빨간색 피에 늘 노출되어 있는 수술실에서는 사람을 흥분시키는 빨강의 영향을 누르기 위해 의사들의 수술복을 녹색으로 하고 있습니다. 폭력적이고 엄한 분위기의 교도소에서 죄수복을 분홍으로 하여 다툼을 줄였다는 실험도 있습니다.

또 색은 심리 상태를 나타내는 도구이기도 합니다. 상담 치료를 할 때도 색을 이용해 내담자의 심리 상태를 살펴봅니다. 때론 그 어떤 검사 도구보다 정확하고 디테일하게 그 사람의 상태를 전해주기 때문에 내담자들은 물론, 저도 매번 신기해합니다.

이렇게 색이 갖고 있는 에너지를 사용하여 자주 사용되는 사례들을 살펴보고, 색의 역할들을 해석하여 나의 삶에 적절한 치유의 도구로 사용할 수 있습니다.

◆

빨강: 에너지와 자신감의 색

빨간색은 힘, 파워, 열정 그리고 에너지 부팅을 상징합니다. 그러다 보니 재물이나 열정적 사랑, 생산성과도 관계가 깊고 앞으로 나아가고 진취적인 활동에도 가장 많이 활용됩니다. 열심히 일하겠다는 의지를 표명할 때도 빨간색 넥타이를 많이 착용하죠. 중국에서는 가장 재수 좋은 색상으로 생각되어 부자가 되고 싶은 마음에 가장 많이 사용하는 색상이 바로 강렬한 빨강입니다. 그리고 빨강은 자신의 존재감을 자신 있게 드러내주는 힘을 부여합니다. 그러나 부정적인 면에서 보면 지나친 흥분 분노, 화 그리고 위험한 사랑 등을 나타내기도 합니다.

◆

주황: 상쾌한 활력의 색

주황은 우리의 미각을 돋우고 식욕을 증진시키는 색상입니다. 또한 상쾌한 기분과 리프레쉬되는 활력, 재미있는 변화를 선사하므로 우울하거나 삶이 지겹거나 축 처지는 기분이 들 때는 무조건 주황입니다. 톡 쏘는 주황은 상큼함과 더불어 톡톡 튀는 아이디어도 마구 샘솟게 해주는 에너지를 갖고 있습니다. 그래서 맛집 식당, 창의력을 필요로 하는 회의실 등에 포인트 인테리어로 많이 활용됩니다. 그러나 주황색이 과해지면 변덕이 죽 끓듯 하고 조심성이 없어져 지나치게 까불다 낙상이나 사고의 위험도 따릅니다.

◆

노랑: 따뜻한 감수성의 색

귀여운 어린이들을 대표하는 색상인 노랑은 사람들에게 보호 본능을 일으키고 따뜻한 감수성을 자극하여 거부감 없이 친근하게 다가올 수 있게 만들어줍니다. 노랑의 에너지를 많이 갖고 있는 이들을 보면 공통적으로 인기가 많거나 활발한 성격 덕분에 조직에서 분위기메이커를 자처하는 사람들이 많죠. 순수하게 어린아이처럼 자랑하기를 좋아하다 보니 얼리어덥터 성향을 지닌 이들도 노랑을 많이 좋아합니다. 노랑이 과하게 되어 부정적인 측면이 나타나면 미성숙한 의지박약의 기질과 초조함을 초래합니다.

◆

초록: 편안함과 안정의 색

초록 하면 가장 많이 떠오르는 것은 아무래도 숲과 나무일 것입니다. 그래서인지 많은 종교에서 초록은 희망과 평화 그리고 성장의 상징으로 사용됩니다. 여러 사람의 모범이 되는 리더들이 가장 많이 선택하는 색상이기도 합니다. 실제로 초록은 사람들에게 차분하고 안정된 기운을 선사하고 화평한 상태를 만들어줍니다. 화가 나거나 흥분한 사람들이라도 숲속을 걷다 보면 피톤치드의 영향으로 마음이 편안해지고 울창한 초록의 수풀과 나무 색이 심신을 진정시켜줍니다. 가슴이 답답하거나 화가 자주 나는 이들은 멀리 산이나 푸르른 나무를 보며 심호흡을 하는 것만으로도 도움을 받을 수 있습니다. 휴식과 자연스러운 위안의 대표 색상이지만 지나치면 너무 신중하고 조심해져 생각이 많아 결정적인 기회를 놓치게 되기도 합니다.

◆

파랑: 신뢰감과 집중력의 색

파랑은 생동감 있고 젊어 보이는 영한 컬러이자 매우 지적이고 신뢰감 있는 에너지를 선사하는 색상입니다. 중요한 협상이 있거나 프레젠테이션 혹은 영업 등의 미팅이 있을 때 가장 많이 추천하는 컬러 중 하나가 파랑입니다. 그리고 파랑은 집중력에 도움이 되기 때문에 공부방 인테리어에 포인트 색상으로도 잘 어울립니다. 그러나 파란색에 과하게 노출되면 우울함이 가중되고 무기력하게 다운될 수 있으며 너무 냉랭하여 사람이 매몰차고 차가워질 수 있습니다.

◆

보라: 우아함과 헌신의 색

'Born to the purple(왕가에서 태어나다.)'이라는 표현이 있을 정도로 예전에는 보라색을 왕족들이 외에는 사용할 수 없었던 적도 있다고 합니다. 우리나라에서도 인기 있는 플래티넘 카드 중에 유명한 보라색 카드가 있습니다. 그만큼 보라는 풍요로움과 고상하고 우아한 귀족적인 이미지를 지니고 있죠. 그리고 이상 세계가 높은 권위와 번영을 상징하기도 하고 개성 있고 특이한 아티스트의 기질을 나타내기도 합니다. 그래서 많은 예술가들이 보라색을 선호합니다. 반면에 보라색은 희생과 봉사, 헌신을 상징하기도 해서 보라색을 좋아하는 이들에게 부탁하면 들어줄 확률이 매우 높습니다. NGO나 자원봉사 일을 하시는 분들도 보라색을 많이들 선택합니다. 적당한 보라색의 활용은 안정적이고 숙면에도 도움이 되지만 보라색이 과도해지면 육체와 정신의 불균형과 정서적 불안을 초래하여 불면증을 야기하기도하므로 주의해야 합니다.

◆

검정: 권위와 세련됨의 색

지성적이고 세련됨의 대표적인 컬러 검정은 시크하면서도 권위와 위엄을 나타냅니다. 그러나 컬러 테라피 입장에서 볼 때는 아주 건강한 색이라고 볼 수는 없습니다. 검정하면 가장 대표적으로 떠오르는 이미지 중 하나가 장례식이나 무겁고 암울하고 쇠잔한 기운이기 때문입니다.

그래서인지 병원 상담실에 오는 분들 중 검정으로 옷을 통일해서 입고, 화장도 새까만 스모키 화장에 손톱까지 올블랙으로 칠한 분들은 유난히 우울증이 심한 경우가 종종 있습니다. 그리고 이런 분들이 꼭 집도 암막 커튼 등으로 어둡게 하고 있어야 안정이 된다며 온통 깜깜하게 해놓는 경우가 많습니다. 이럴 때는 밝고 따뜻한 노랑 계통이나 분홍 계열, 초록, 주황 등을 조금씩만 추가해서 화장하거나 의상으로 입어보거나 장신구, 손톱 색상, 인테리어 소품, 벽지나 커튼 색깔 등등 시도하는 것이 효과적인 치료법입니다.

◆

하양: 순결함과 성스러움의 색

흰색은 가장 완벽한 색상이기도 합니다. 그 어떤 색상을 갖다 대어도 무한대로 변화할 수 있고, 가장 깨끗하고 순결하기 때문에 그만큼 오염되기 쉽고 조심스러운 색상입니다. 순결함을 상징하는 결혼식의 웨딩드레스가 흰색이기도 하고, 예수가 부활할 때 입었던 옷

93

5주간의 마음 처방전, 오감 정화

색상도 흰색으로 표현되었습니다. 그러나 이렇게 성스러운 만큼 흰색의 기운이 지나치면 너무 예민하고 신경쇠약이나 결벽증 증세를 야기시킬 수 있습니다.

◆

분홍: 젊음과 사랑스러움의 색

분홍 하면 대표적으로 사랑스럽고 귀여운 이미지가 떠오릅니다. 이것을 두고 왜 남자는 파랑, 여자는 핑크냐며 혹자들은 선입견이 만들어놓은 틀이라고 비난하지만, 분홍이 사람의 기분을 한층 화사하게 만들고 온화하고 귀여운 느낌을 준다는 건 부인하기 어려울 것입니다. 이런 점에서 성별의 특성상 대체적으로 소녀들의 선택을 더 많이 받은 것 같습니다. 물론 남자아이들 중에는 파랑보다 분홍을 더 좋아하는 아이들도 얼마든지 있을 수 있습니다. 건강해서 혈색이 좋다고 할 때도 "I'm in the pink."라고 말합니다.

분홍에 얽힌 재미있는 실험이 있습니다. 나이 든 여성들이 많은 사무실에서 일주일 동안 강제로 분홍색 옷을 착용하도록 시켰습니다. 그랬더니, 놀랍게도 여성들의 기분이 훨씬 온화해지고 밝아졌으며 인터뷰 결과 스스로 좀 더 활력 있어진 것 같다고 말했습니다.

명상 호흡과 아로마 테라피

우리가 일상에서 겪는 감정의 75%는 냄새에 영향을 받는다는 사실을 아시나요? 빵 굽는 냄새가 고소하게 퍼지는 빵집 앞을 지날 때면 나도 모르게 발길을 돌려 빵집 문을 열게 되고, 집 안에 놓은 새 디퓨저 하나로 기분이 정말 좋아지지요. 그리고 백화점이나 고급 호텔 등에 들어설 때 맡을 수 있는 그곳만의 세련되고 우아한 향은 마치 대우받는 듯한 기분이 들게 합니다.

그런가 하면 특별한 기억이나 사람을 떠올리게 하는 향도 있습니다. 예를 들면, 섬유유연제 냄새를 맡으면 어린 시절 살던 집이 생각난다든가, 특정 향수를 맡으면 헤어진 연인이 떠오른다든가 하는 식으로 말이죠. 물론 맡으면 불쾌해지는 냄새도 있습니다. 냄새 때문에 괴로웠던 경험도 있고요.

이 모든 것이 우리가 코로 흡입하는 냄새의 힘입니다. 냄새는 우리를 순간적으로 행복하게도, 불쾌하게도 하죠. 프랑스의 문호 프루스트(Marcel Proust)의 소설《잃어버린 시간을 찾아서(la recherche du temps perdu)》에는 주인공 마르셀이 홍차에 적신 마들렌의 냄새를 맡고 어린 시절을 회상하는 장면이 나옵니다. 이와 비슷한 경험은 누구나 흔하게 합니다. 20~30대 남녀를 상대로 한 설문에서 약 49%의 사람이 냄새로 전 애인을 기억한다는 답을 했습니다. 그래서 이렇게 냄새로 어떤 기억을 떠올리는 것을 '프루스트 효과'라고 합니다.

프루스트 효과는 실제로 매우 과학적인 메커니즘을 지니고 있습니다. 냄새를 맡는 순간, 냄새는 대뇌변연계에 전달됩니다. 변연계는 자가 보존과 동족 보전에 필요한 행동을 유도하도록 하는 감정을 형성하고 사랑, 기쁨, 분노 등 본능적인 감정과 연결되어 있습니다. 우리의 어떤 정서적인 경험은 본능과 직접적으로 연결되어 있다

보니, 냄새를 통해 변연계가 자극될 때 과거의 경험들, 추억, 사람과 관련된 기억들이 떠오르게 되는 것입니다.

독이 되기도, 약이 되기도 하는 냄새

후각은 중요한 커뮤니케이션 중 하나입니다. 체취나 냄새 때문에 상대방에 대한 호불호가 갈리기도 하고, 향에 대한 코드가 잘 맞을 때 대화나 소통의 분위기가 한층 좋아지기도 합니다. 물론 그 반대의 상황도 얼마든지 있죠.

저는 후각에 예민한 편인데요. 징크스처럼 갖고 있는 것 중 하나가 사람을 처음 만났을 때 그 사람의 체취나 냄새, 향수 등이 거북스럽거나 좋지 않게 느껴지면 관계가 오래 못 가고 친해지기 어렵더군요. 반면에 그 사람만의 체취나 향이 좋게 느껴지면 합이 잘 맞고 좋은 관계를 오래 유지하곤 합니다. 이런 것들로 미루어보면, 냄새는 본능적으로 느끼는 중요한 비언어 커뮤니케이션이라는 생각이 듭니다.

또한 우리는 냄새로 그 사람의 나이나 기본적인 환경

5주간의 마음 처방전, 오감 정화

등을 충분히 추측할 수 있습니다. 어떤 집에 들어갔을 때 안 좋은 냄새가 나는 건 환기가 충분히 되지 않고 있거나, 집 안에 악취를 풍기는 원인이 있다는 뜻입니다. 기본적으로 살고 있는 사람이 자신의 터전을 제대로 관리하고 있지 않다는 의미겠죠. 반면에 들어서면서부터 기분 좋은 향이 난다면, 그곳에 사는 사람이 건강하고 풍요로운 삶을 영유하고 있다는 이미지를 받게 됩니다. 이처럼 냄새와 향은 우리 생활과 관련이 깊습니다.

일전에 제 지인이 스트레스 때문인지 잠을 잘 못 잔다고 하여 심신을 진정시키고, 숙면에 도움이 되는 아로마 에센셜 오일과 가습기를 선물한 적이 있습니다. 그후 시간이 조금 흘러서 요즘은 잠 좀 주무시냐고 물어보니 지인은 우물쭈물하다 이렇게 말하더라고요.

"사실은 남편이 집에 들어와서 이게 무슨 냄새냐고 묻더니 가습기 향이라고 하니까 펄쩍 뛰며 당장 버리라라고 하더라고요. 미안합니다. 선물로 주신 건데."

'아차!' 싶었습니다. 가습기에 대한 사람들의 안 좋은 인식도 그렇고, 또 특정 사건으로 인해서 아로마 향을 사람들이 꺼려할 뿐만 아니라 인공 향료와 아로마 오일은 엄연히 다르지만 보통 사람들에게는 오해를 충분히 불러일으킬 수 있다는 생각이 들었습니다.

요새는 많은 사람들이 화학물질로 가득한 향수를 일상생활처럼 사용합니다. 혹은 불쾌한 냄새를 없애기 위해 무심코 쓰고 있는 디퓨저나 캔들, 스프레이 탈취제며 세탁 시 필수품인 섬유린스나 세정제에도 인공적인 향, 즉 독소가 너무나도 많지요. 우린 가습기 살균제로 인하여 수많은 사람들의 생명을 잃는 무서운 경험을 해보았습니다. 그만큼 코로 호흡하는 냄새 입자들이 우리 건강에 막강한 영향을 미친다는 걸 잘 알고 있지요. 그러나 막상 어떤 것이 독소인지, 어떤 향이 이로운지도 모르며 많은 혼란을 겪고 있는 게 사실입니다. 향은 분명히 우리에게 독도 될 수 있고 약도 될 수 있습니다. 향에 대해 제대로 알 필요가 있습니다.

아기 예수가 탄생한 기쁜 날, 동방박사들은 예수의 탄생을 축하하기 위해 세상에서 가장 소중한 물건 3가지를 선물했다고 합니다. 바로 황금, 몰약, 유향입니다. 황금은 여러분이 잘 알고 있는 금덩어리를 말하고 나머지 유향과 몰약이 오늘날 아로마라고 불리는 향료입니다. 유향은 많이 알려진 프랑킨센스를 얘기하는데 이 프랑킨센스 나무 추출물이 바로 관절, 염증 등 치유약으로 매우 유명한 보스웰리아입니다. 프랑킨센스는 인간이 신에게 드리는 선물이라는 의미로 '신의 향기'라고도 합니다. 실제로 신에게 의식과 제등을 지낼 때 사용하였습니다. 몰약은 '미르'라고도 하는데 미라 만들 때 쓰이던 방부제라고 하면 이해가 쉬울 것입니다. 통증이나 염증 등에 유용합니다.

유향이나 몰약은 우리의 마음을 진정시키고 주위를 경건하게 정화시키는 힘이 있습니다. 통증과 아픔을 치유해주는 효과가 있는 약재이자 향료인 것입니다. 이를 통해서도 우리는 이 향료들이 인류의 심신 건강과 종교적인 신성함을 위해 얼마나 귀하게 쓰였던 물건이자 필수품이었는지를 알 수 있습니다.

고대 사람들은 향기를 신이 준 선물이라 여겨 종교의식에 꼭 사용했습니다. 우리가 흔히 알고 있는 아로마 테라피는 일상적으로 흔히 생각하는 좋은 향이 나는 오일 정도가 아니고 과학적이면서도 의학적인, 그러면서도 우리의 삶을 풍요롭고 건강하게 만들어주는 자연 치유법입니다. 특히 요새는 현대 의학의 한계를 보완한 대체요법으로 육체적, 정신적, 정서적 만족은 물론 건강과 아름다운 미용법 등 그 가치를 높이 평가받고 있습니다.

오랜 시간 마인드 힐링을 하며 사람들의 고통과 아픔을 다루는 일을 하다 보니, 저의 화두는 '어떻게 하면 이분들이 지금 겪고 있는 육체적, 심리적 아픔을 빠르고 효과적으로 없애드릴 수 있을까?'였습니다. 그래서 한동안은 안 접해본 대체의학 분야가 없을 정도로 침술부터 컬러나 최면 등 여러 분야를 섭렵했습니다. 통증 제거와 행복한 마인드, 건강한 심신을 갖추는 데 조금이라도 도움을 줄 수 있는 분야라면 무엇이든 접해보았습니다.

그때 만났던 자연요법 중 하나가 아로마 테라피였고

개인적으로 가장 많은 효과를 얻을 수 있었던 분야이기도 합니다. 우울하고 시름에 빠져 무기력했던 사람들을 가장 빠르고 확실하게 기분 전환시켜 줄 수 있었고 재충전하게 할 수 있었습니다. 다수의 사람이 함께 즉각적으로 느낄 수 있고, 현재 존재하는 공간을 풍요롭고 안락하게 그리고 매우 깨끗하게 만들 수 있었습니다. 때론 먹는 약보다 빠르고 강력한 효과가 있다는 걸 수많은 임상에 적용하며 체험하게 되었죠.

　그러나 그만큼 제대로 된 사용법과 주의 사항 등을 숙지하지 않으면 오남용하게 되고 부작용 사례도 있으니 올바르고 정확한 정보가 필요했습니다.

향을 통한 심신 정화

아로마 테라피란, 향기 나는 식물에서 추출한 에센셜 오일을 사용하여 심신을 건강하게 하는 방향 요법입니다. 동양의 한의학에서 각종 약재를 이용하여 탕약을 만드는 것과 마찬가지인 원리인데요. 각종 꽃이나 식물의 뿌리,

나뭇잎 등 약효가 있는 재료를 모아 냉각이나 압축 과정 등을 통해 추출한 식물성 오일을 사용합니다. 이 식물성 오일은 식물이 가지고 있는 향기의 본질이라고 할 수 있습니다. 로즈 오일 300g을 얻기 위해서는 약 1톤에 달하는 꽃잎이 필요하다고 하니, 얼마만큼의 노력과 정성이 압축되어 있는지 상상이 가시죠?

이런 귀한 오일의 향을 코로 흡입하면 대뇌변연계에 신호를 전달하여, 즉각적으로 우리의 몸과 마음에 긍정적인 영향을 줍니다. 또 피부를 통해 모세혈관에 흡수시키면 기관이나 조직으로 확산되어 심신의 균형을 회복해줍니다. 이는 인체의 항상성(homeostasis) 유지를 위한 것들입니다. 허브차를 마시는 것도 일종의 아로마 테라피로 볼 수 있습니다. 그러므로 광범위한 관점에서 본다면, 위에서 언급한 약초를 이용한 한약 역시 아로마 테라피인 셈이죠.

아로마 테라피는 인류의 고질병이라고 할 수 있는 스트레스를 완화해, 면역력을 개선시키고 몸의 치유력을 높이며 세포 재생을 돕는 등 현대인들에게 꼭 필요한 활동을 일으킵니다.

아로마 오일을 활용하여 어떻게 하면 지친 후각을 정화하고 나아가 몸과 마음을 건강하게 만들 수 있을지 일상에서 쉽게 실천할 수 있는 방법들을 알아보겠습니다.

아로마 디퓨저 가습기와 스프레이

넓은 공간이나 집 안에서 간편하게 사용할 수 있습니다. 방 안의 공기를 정화해주고 은은한 향으로 편안한 분위기를 조성하여 지친 몸과 마음을 쉬게 해줍니다.

아로마 오일을 증류수나 정수된 물에 희석하여, 원하는 곳에 뿌려주면 인공적인 룸 스프레이 대체용으로 아주 좋습니다. 또는 주정알코올(또는 에탄올)과 증류수를 6.5 : 3.5 비율로 섞은 100ml에 에센셜오일 10방울을 희석하여 각종 용품을 소독하거나, 부엌, 욕실 등을 청소할 때 사용할 수 있습니다. 손수건이나 속옷, 이불이나 베개에 뿌리면 쉽고 효과적으로 기분 전환을 할 수 있습니다. 특히 요즘처럼 바이러스가 유행인 시기에 매우 유용합니다.

반려동물을 기르는 가정에서는 대소변 등이 노출된 곳에 소독을 해주고 냄새를 제거하는 등 다목적으로 활용할 일이 많습니다. (그러나 반드시!!! 반려동물이 직접 닿거나 흡입하지 않도록 각별한 주의가 필요합니다.)

아로마 스팀

준비물은 컵과 스팀 수건입니다. 가장 간단하면서도 효과적인 방법입니다. 컵이나 세면대에 따뜻한 물을 붓고 오늘의 컨디션에 적합한 아로마 오일을 한두 방울 떨어뜨린 후 물에서 올라오는 수증기를 쐬는 방법입니다. 또는 따뜻하게 데운 스팀 수건에 아로마 오일 한두 방울 떨어뜨린 후, 코 밑이나 이마에 수건을 살포시 눌러주면 전신이 이완됩니다.

반신욕

반신욕이나 족욕 시 에센셜 오일을 몇 방울 떨어뜨려 사용하면, 따뜻한 온도에 근육이 이완되고 오일의 향으로 머리와 마음은 편안해집니다. 충분히 질 좋은 휴식을 취하고 싶은 날 이 방법을 쓰면 숙면에도 도움이 됩니다.

마사지 오일

정제된 코코넛 오일이나 호호바 오일, 올리브 오일 등

5 우리의 마음 어질러짐 정화

식물성 오일에 에센셜 오일을 함께 섞어 필요한 부위를 마사지해줍니다. 발바닥이나 발뒤꿈치 혹은 노폐물이 고이기 쉬운 겨드랑이나 임파선 부위, 관자놀이를 마사지해주면 좋고, 또 통증이 있는 부위에 사용하면 통증이 완화됩니다. 기존에 사용하는 크림이나 로션 등에 섞어 사용하기도 합니다.

_____ **알 수 없는 불안감을 치유해주는 향 테라피**

한창 상담 치료에 매진할 때 평일에는 서울 병원에서, 주말에는 지방 병원으로 내려가 근무했습니다.

어느 날, 7세 꼬마가 엄마 손에 이끌려 병원을 찾았습니다. 무슨 일인가 하니 아이 엄마는 울먹이며 자초지종을 설명했습니다.

"우리 애가 병원 근처만 지나가도 자지러질 듯 경기를 일으켜요. 막 울고불고 얼굴이 창백해지면서 거의 혼절하듯이 무서워합니다. 심하게 발작을 일으키니 도통 어디가 아파도 치료도 못 받고 예방접종 같은 건 꿈도 못

꿔요. 아이들이 병원을 무서워하긴 하지만 그래도 우리 집 애는 병적으로 심한 거 같아요. 애가 왜 이럴까요? 오늘은 그나마 한의원이라 아이가 겨우 따라왔어요."

아이 엄마의 고통이 고스란히 전달되면서 저 또한 7세 아이가 가지고 있는 극도의 공포가 무엇 때문일까 고민하게 되었습니다. 아이 엄마를 잠시 나가 있게 한 후 아이와 이런저런 얘기를 나누며, 간단한 최면 치료로 원인을 찾아보기로 했습니다.

최면 치료 중 아이는 "문을 열고 나오는데 내가 제일 싫어하는 냄새와 소리가 들린다."고 반응했습니다. 저는 직감적으로 이 아이가 난산으로 태어났을 것이고, 그 충격이 무의식적으로 아이의 기억에 저장된 것이 아닐까 추측했습니다. 아이와 최면 치료 후, 엄마와 이야기해보니 출산 때 아이가 거꾸로 나오는 바람에 의사들까지 고생할 정도로 극심한 난산을 겪었다는 것을 알게 되었죠.

그래서 원인에 대한 확신을 가지고 다시 최면과 암시의 방법으로 치유 과정을 진행했습니다. 검사를 해보니 아이는 소독약에서 나는 알코올 냄새에 엄청난 거부감과 공포심을 표했습니다. 그러다 보니 병원 근처만 가도 아이는 그 냄새를 인식하고, 세상에 나올 때 느꼈던 난산의 무서움을 자신도 모르게 상기한 것이었습니다. 죽을지도 모른다는 불안과 충격을 뚫고 세상에 나오자마자 가장 먼저 아이에게 각인된 냄새는 따뜻한 엄마의 냄새가 아닌 소독약 냄새였던 거죠.

그래서 아이에게 후각적으로 접근한 치유법을 적용했습니다. 다양한 향을 맡게 해주며 냄새에 대한 민감도를 낮춰주고, 소독약 알코올 냄새는 죽음의 냄새가 아니라 오히려 생명을 살리고 병을 낫게 하는 좋은 냄새임을 암시했습니다. 아이들은 순수해서 받아들임의 힘이 강한지라 단 한 번의 치료 후 아이는 기적적으로 상태가 호전되었습니다. 그날 바로 옆 상가에 있는 소아과에 다녀올 수 있을 정도로요. 울고불고 경기를 일으키기는커녕 엄마 손을 이끌고 "내가 힘이 세지고 건강해지는 곳으로 들어가자." 하며 웃는 아이를 보고 엄마는 믿어지지 않았다고 했습니다. 이렇게 후각은 우리를 그 자리에서 바로 죽일 수도 있고 살릴 수도 있는 상상 이상의 위력을 가지고 있습니다.

그래서 하버드대 의학교수이자 문필가였던 19세기의 시인인 올리버 웬델 홈스(Oliver Wendell Holmes)는 "우리는 그 어떤 수단보다도 후각에 의해 가장 빨리 추억이나 기억, 상상, 과거의 사랑에 도착할 수 있다."고 말했습니다.

흩어진 에너지를 한곳에 모은다

달라이 라마는 "인생의 의미가 달리 뭐 있겠습니까? 행복하게 사는 것이 으뜸이지요."라고 하셨습니다. 행복하게 살려면 마음이 시달리지 않고 머리는 휴식을 취해야 합니다. 말이 쉽지, 어떻게 하면 마음이 시달리지 않고 머리에는 휴식을 줄 수 있을까요? 세상에서 가장 빠르고 효과적인 방법을 제안하라고 한다면, 그것은 바로 호흡을 다스리는 '명상'입니다.

명상은 흩어진 에너지를 한곳으로 모아, 나의 주의를 지금 존재하는 내면으로 자연스럽게 돌아오게 만들어줍니다. 오로지 나에게 집중하고 현재에 깨어 있기 위해 노력하다 보면 흥분된 교감신경이 이완되고 심장박동과 혈압이 안정되면서 걱정과 번뇌가 사라지게 됩니다. 이 상태가 마음이 쉬고 머리가 맑아지고 있는 상태입니다.

그렇다면 어떻게 나에게만 집중하고 현재에 깨어 있을 수 있을까요? 바로 실천해볼 수 있는 비교적 쉬운 방법은 '호흡'을 다스리는 것입니다. 호흡에 주의를 집중해보세요. 들이쉬고 내쉬고, 들이쉬고 내쉬고. 호흡을 알아차리며 집중하면 스트레스가 완화되고 마음이 안정됩니다. 따스한 온기와 생명의 기운이 즉시 불어넣어집니다.

우리는 왜 지금 이 순간 깨어 있어야 할까요? 우리가 후회하는 과거, 그리고 불안하고 두려운 미래는 결국 지금 순간순간이 모여 만들어집니다. 지금 이 순간 무엇에 최선을 다할 것인지, 지금 이 순간 어떻게 집중할 것인지, 지금 이 순간 가장 지혜롭고 현명한 판단은 무엇인지 매순간 최선과 집중을 다해야만 과거의 후회가 사라지고, 미래는 풍요로워질 것입니다. 지금 이 순간은 과거였고, 또 지금 이 순간은 과거의 어떤 '지금'으로부터의 미래니까요.

그런데 우리는 과거를 후회하고 미래를 걱정하느라,

정작 '지금 이 순간'을 지속적으로 잃어버리고 있습니다. '오만 가지' 생각이라는 말을 자주 쓰는데, 사람들이 하는 이 오만 가지 생각 중 대부분은 과거나 미래 혹은 지금 여기가 아닌 다른 곳에 대한 쓸데없는 생각이 95% 이상이라고 합니다. 지금 최선을 다하지 않으면 나에게 최상의 상태란 존재하지 않습니다. 지금 감사하지 않으면 내일도 감사할 상황은 없을 것이고, 지금 행복하지 않으면 나는 어제도 불행했을 것입니다. 과거에 가 있고 미래로 달아나는 나의 의식을 지금 이 순간으로 가장 쉽게 불러오는 것이 바로 '호흡'을 통한 명상입니다.

명상을 하면 구체적으로 어떤 좋은 점이 있는지 간단히 살펴보겠습니다. 사실 명상이 인류의 심신 건강에 도움이 준다는 자료와 과학적인 데이터는 이제 너무 많아 차고 넘칠 정도이기 때문에, 어느 정도 알고 있는 부분들이 있을 수 있지만, 여기서 한 번 더 정확히 인지하고 가면 좋겠습니다.

건강한 감정 조절 능력

우리 뇌에서 앞쪽 뇌, 즉 전두엽은 감각을 통해 얻는 정보와 과거의 경험을 재해석하고 총괄하여, 편집하고 행동을 결정합니다. 운동능력, 말하기, 계획, 판단, 감정 조절, 충동 억제, 동기 부여 등의 역할을 수행하죠. 전두엽이 발달한 사람들은 집중력과 몰입도가 좋고 감정을 잘 조절해서 성숙하고 창조적인 활동력을 보입니다. 자신의 발전은 물론 타인의 즐거움과 건강을 위해 애쓰는 삶을 살고자 노력하는 사람들입니다.

건강하고 행복한 삶을 살기 위해서는 전두엽이 건강하게 발달해 있다면 좀 더 유리하겠죠. 다행히 전두엽은 명상을 하거나 글을 쓰고, 말하는 훈련 등을 통해 자극받으면 발달할 수 있습니다.

실제로 명상을 한 사람들의 뇌를 자기공명영상장치(fMRI)를 통해 스캔해보면 뇌에 큰 구조적 변화가 일어나 있다는 연구 결과가 있습니다.

명상은 심신의 면역력을 증진시켜준다

명상을 할 때 우리 몸에서는 여러 가지 뇌 분비물질과 호르몬이 분비됩니다. 그중에서도 특히 주목할 만한 물질이 바로 '세로토닌'입니다. 세로토닌은 일명 행복 호르몬으로, 세로토닌이 분비되지 않으면 우리는 아무리 좋은 환경과 감사한 조건에 있더라도 행복을 느끼지 못하고 늘 우울하게 됩니다. 반면 세로토닌이 풍부하면 감사함과 행복함을 잘 느낄 수 있고 안정감과 만족감 그리고 육체적 면역력 또한 증진됩니다. 스트레스를 받을 때 과도하게 분비되는 '코르티솔'이라는 호르몬을 완화시켜 주는 물질도 세로토닌입니다.

명상을 하면 세로토닌이 충분히 분비됨으로써 마음은 평화로워지고 스트레스에 대항하는 힘은 증진됩니다. 이로써 자연스럽게 마음의 면역력이 증진되지요.

명상은 젊음과 아름다움을 유지시켜준다

매일매일 마음의 독소를 해독하는 게 습관이 되면, 젊음과 아름다움을 오래도록 지속하는 데에 반드시 도움이 됩니다. 명상을 가르치거나 명상에 도가 튼 선생님들을 보면 다들 피부며, 표정이 매우 좋습니다. 환한 얼굴은 사람들에게 아름다운 아우라를 풍기죠.

사실 저도 예전에는 여드름과 트러블이 가득했습니다. 예전 모습을 기억하는 지인들은 지금의 제 피부를 보며 믿지 못하겠다고 할 정도입니다. 오히려 지금이 나이를 훨씬 많이 먹었는데, 피부와 컨디션은 날이 갈수록 더 좋아집니다. 매일 좋은 화장품을 바르고 시술을 받는다면 가는 세월을 조금 천천히 늦출 수는 있겠지만, 영원히 관리할 수는 없는 일입니다. 투자 대비 효과가 훨씬 좋은 명상을 습관화하면 위에서 언급한 모든 순기능들을 한꺼번에 얻을 수 있으니 일석이조, 삼조의 효과가 아닐 수 없습니다.

호흡 명상법

•

1. 바닥이나 의자에 편안한 자세로 앉아 눈을 감습니다.

2. 숨을 천천히 들이마시고 내쉬며 1부터 10까지 숫자를 셉니다.

3. 들숨+날숨에 하나, 또 들숨+날숨에 둘… 이런 식으로 숨이 들어가고 나오는 느낌을 모두 의식하며 천천히 세어줍니다.

4. 생각이 흩어지거나 주의가 다른 데로 가면 '지금 내가 다른 생각을 하고 있구나.', '내가 지금 졸고 있구나.'라고 알아차리고 다시 숨을 쉬고 나가는 것에 주의를 모읍니다.

5. 오직 숨 쉬는 것만 생각하며 코로 들어오고 나가는 숨에 집중합니다.

6. 처음에 시작할 때는 3분에서 5분도 좋습니다. 차차 나의 상황에 맞게 조절합니다.

호흡 명상과 같이 호흡에만 집중하는 것이 방법인 명상
법에 대해 알려드리면 "이게 다냐?"고 시시해하는 사람
들이 간혹 있습니다. 대단한 명상인 줄 알았더니 고작
숨 쉬기에 집중하라니까 어이없었겠죠. 아마도 명상은
심오하고 깊은 세계가 있고, 또 접근하기 어려운 무언가
가 있다는 선입견 때문인 듯합니다.

명상에 관해 제가 많은 분들에게 당부하는 것이 있습
니다.

"명상은 쉽고 간단하다는 것."

무언가 특별한 경험이나 느낌을 겪을 거란 환상은 버
리세요. 명상은 지금 이 순간 존재하는 것뿐입니다. 매
우 단순하죠. 하지만 이 단순한 행위를 제대로 반복하면
단순하지 않은 변화를 가져오는 것은 맞습니다. 건강해
지기 위해 걷거나 뛰면서 대단한 느낌과 번쩍 하고 생겨
나는 변화된 세상을 기대하지는 않습니다. 그저 기분 좋

고 상쾌하고 꾸준히 했을 때 건강해지는 것 정도를 바라죠. 명상 역시 이상도 그 이하도 아닙니다. 심신이 지쳐 있는 현대인들을 위한 '마음 달리기', 100세 시대를 위한 '마음 근력 운동'입니다.

명상을 오래 하면 이런 경지까지 올라간다더라, 또는 누구는 얼마만큼 깊이 해서 신기한 체험을 했다더라, 같은 이야기들을 듣기도 하실 텐데요. 명상에 있어 단계나 깊이를 비교하거나 시간, 체험, 수준 등을 따지는 어리석은 짓은 하지 마시길 바랍니다. 그저 지금 이 순간 마치 운동화를 신고 기분 좋게 뛰듯 즐겨주세요. 그렇게 자연스럽게 명상이 습관화가 되면 몸과 마음, 영혼이 맑아지고 나를 위한 기도의 시간까지 자연스럽게 가질 수 있는 상태가 될 것입니다.

물론, 이 기도는 어떤 종교와도 상관없습니다. 삶의 전반에 걸쳐 영혼이 맑아지고 마음이 평온한 상태가 된다면, 그것이 궁극적으로 모든 이가 바라는 상태일 것입니다.

에센셜 오일의 종류와 효과

·

아로마 테라피를 시작해보려고 아로마 오일을 검색하면 정말 많은 종류의 에센셜 오일이 나옵니다. 무엇을 쓰면 좋을까요? 아로마 테라피는 말 그대로 '치료', '치유'의 방법입니다. 증상에 따라 그 방법이 달라지듯, 우리의 몸과 마음 상태에 따라 쓰이는 에센셜 오일 또한 따로 있습니다. 마음 상태, 몸 컨디션에 따라서 스스로 치유할 수 있는 에센셜 오일 리스트를 정리해보았습니다.

◆

아로마 마인드 테라피

- **우울하거나 무기력할 때:** 스위트오렌지, 라임, 로즈, 제라늄, 네롤리, 샌들우드, 자스민
- **초조하거나 불안할 때:** 일랑일랑, 라벤더, 로즈, 로만 카모마일,

제라늄, 베티버 오일(일명 면접 오일 또는 아나운서 오일이라고 불립니다. 그만큼 차분하게 해준다는 의미이죠.), 샌들우드

- **잠이 안 올 때:** 스위트오렌지, 라벤더, 네롤리, 로만 카모마일
- **집중력이 요구될 때:** 페퍼민트, 로즈마리, 바질, 유칼립투스, 레몬
- **로맨틱한 분위기가 필요할 때:** 일랑일랑, 네롤리, 로즈, 자스민, 클라리세이지
- **히스테릭하고 정서가 불안정할 때:** 제라늄, 라벤더, 네롤리, 로즈, 베르가모트, 로만 카모마일
- **긴장했을 때:** 프랑킨센스, 샌들우드, 스위트오렌지, 라벤더
- **스트레스로 화가 날 때:** 페퍼민트, 라벤더, 사이프러스, 로만 카모마일, 일랑일랑, 레몬, 스위트오렌지, 샌들우드

아로마 바디 테라피

- **감기 몸살:** 유칼립투스, 레몬, 오렌지, 카모마일, 라벤더
- **어깨 뭉침, 근육통:** 로즈마리, 페퍼민트, 블랙페퍼
- **두통:** 페퍼민트, 바질, 레몬, 클라리세이지
- **기침, 코 막힘, 비염 증세:** 티트리, 페퍼민트, 유칼립투스, 사이프러스, 파인, 레몬
- **소화불량:** 페퍼민트, 레몬, 스위트오렌지, 진저
- **변비:** 펜넬, 로즈마리, 레몬그라스

- **설사:** 오렌지, 로만 카모마일, 진저
- **생리통, 생리전증후군:** 클라리세이지, 제라늄, 라벤더, 사이프
  러스
- **갱년기 증상:** 제라늄, 클라리세이지, 네롤리, 로즈
- **발이 피로할 때:** 라벤더, 로즈마리, 오렌지
- **방광염으로 인한 좌욕 시:** 샌들우드, 티트리, 베르가모트
- **숙취로 괴로울 때:** 페퍼민트, 레몬, 스피아민트, 라임

◆

아로마 뷰티 테라피

- **피부 노화 및 탄력:** 로즈마리, 네롤리, 제라늄
- **탈모:** 로즈마리, 일랑일랑, 시더우드
- **주체할 수 없는 식욕과 셀룰라이트:** 그레이프푸르트, 사이프러
  스, 주니퍼베리
- **거칠어진 건성 피부:** 팔마로사, 클라리세이지, 제라늄, 라벤더,
  로즈마리, 로즈
- **여드름 피부:** 라벤더, 로만 카모마일, 티트리
- **윤기 없는 손톱:** 샌들우드, 라벤더, 레몬
- **푸석푸석한 머리카락:** 일랑일랑, 제라늄
- **민감성 피부:** 로만 카모마일, 네롤리, 라벤더

입의 정화^{mouth detox}

삶을 살리는 말, 몸을 살리는 음식 _____

병원 임상과 기업 코칭 등을 통해, 수많은 사람들의 길흉
화복, 성공과 실패, 행불행을 목격했습니다. 그들을 가르
는 사인과 지표는 여러 가지가 있었지만, 그중에서도 저
는 '입버릇'이 가장 강력했다고 생각합니다. 평소 입을
가볍게 놀리고 늘 부정적인 말만을 달고 사는 사람치고
행복하게 성공한 사람을 못 봤고, 입을 귀하게 열고 닫으
며 감사와 긍정의 언어, 공감하는 말을 자주하는 사람치
고 불행하거나 실패하는 사람 또한 드물었죠. 또 입으로
흥한 자, 입으로 쉽게 망하는 경우도 허다했습니다. 너무
당연한 듯싶지만, 또 많은 사람들이 간과하고 있는 부분

입니다. 우리는 행복해지고 싶고 성공하고 싶다고 말하면서, 행복과 성공의 말보다는 그 반대의 말을 많이 하는 것 같습니다. 오늘 어떤 말을 더 많이 하셨나요?

한번은 상당히 심각한 건강 염려증으로 고생하시는 분과 치료 상담을 진행한 적이 있었습니다. 이 내담자의 경우 과거 병원으로부터 위암 오진을 받은 적이 있었죠. 담당 의사로부터 "위암입니다." 이 한마디를 들은 것입니다. 사실은 다른 환자의 차트를 보고 의사가 오진을 내린 것이었죠. 내담자는 '위암 진단을 받던' 순간, 갑자기 죽음이 닥치는 듯한 공포감을 느꼈고, 그 이후로 계속해서 사라지지 않는 건강 염려증 때문에 불편한 삶을 살게 되었습니다. 누군가의 말 한마디는 이렇게 한 사람의 삶을 계속해서 죽음의 방향으로 몰고 갈 수도 있고, 또 반대로 다 죽어가는 사람을 살릴 수도 있습니다.

어떤 단어와 말투를 사용하고, 어떤 표정으로 얼마나 덕 있게 말하느냐는 명품 가방, 비싼 자동차로는 다 표현할 수 없는, 그 사람의 품격과 인생 그 자체입니다. 아무리 외모가 멋있고 아름답다 하더라도 입을 여는 순간 막말 아우라가 발사된다면, 그 실망감은 배가 될 것입니다. 그렇다면 우리는 우리 인생에 막강한 영향을 미치고 있는 '입'을 어떻게 정화해야 할까요?

긍정적인 에너지는 자기 자신에 대한 긍정이고, 그것은 자신감으로 이어집니다. 긍정적이고 기분 좋은 말을 하거나 들을 때, 스트레스지수, 우울지수, 혈액 산화 등이 개선됨을 밝혀낸 연구 사례가 다수 존재하죠. 말이 심신에 직접적으로 영향을 미친다는 것을 단적으로 보여준 것입니다.

　그런데 보편적으로 사람들은 긍정적이고 좋은 말보다는 부정적인 말이나 비난조의 이야기에 더 예민하게 반응합니다. 생각해보세요. 오늘 좀 색다른 옷을 입고 출근했다고 해보죠. 사람들이 다가와서 "화사하니 보기 좋다.", "이런 스타일도 잘 어울린다." 등 좋은 말로 칭찬한다면 보통 어떻게 반응하십니까? "그래? 에이 뭘.", "고마워." 정도로 기분 좋게 대답하지만, 속으로는 '그냥 하는 소리겠지.'라고 크게 신경 쓰지 않을 것입니다. 그런데, 열 명이 저렇게 말하고 지나간 가운데 갑자기 어느한 명이 "어머, 옷 너무 튄다. 회사에 입고 오기 좀 과한거 아냐?"라고 지나가는 말로 툭 던졌다면? 아마 그때부터 열 명의 칭찬은 순식간에 잊히고 한 명의 지적만 계속 생각날 것입니다. 급기야 회사에 다시는 그 옷을 입고 오지 않게 되는 상황이 생길 수도 있습니다.

이처럼 부정적인 말은 긍정적인 말보다 약 3~4배 정도 강합니다. 다시 말해, 칭찬은 3번, 4번 해도 비난 한번 한 것만큼밖에 안 되기 때문에 칭찬과 격려는 3배, 4배 더 많이 해도 넘치지 않는다는 것이죠.

특히 우리 뇌는 현실과 상상을 구별하지 못합니다. 현실에 레몬이 없어도, 레몬을 떠올리고 레몬에 대해 설명하기 시작하면 뇌는 이에 반응해 입에 침이 고입니다. 이는 우리가 말하는 순간 청각기관이 이를 받아들여 뇌에 전달하기 때문입니다. 뇌에 입력된 말은 소리를 인지하는 측두엽과 감정을 조절하는 변연계, 그리고 교감신경과 부교감신경을 조율하는 시상하부 등을 반응하게만들어 즉각적으로 몸과 마음을 변화시킵니다.

이 원리에 의해 사랑한다, 예쁘다, 아름답다, 즐겁다, 감사하다 등의 긍정적인 언어는 실제로 몸과 마음을 예쁘고, 아름답고, 즐겁고, 사랑하는 기운으로 충만하게 하여 그 말처럼 변화시켜줍니다. 반대로 열 받는다, 짜증난다, 재수 없다, 우울하다 등의 말이 뇌로 전달되면, 뇌는 '아, 짜증 나는 상태가 돼야 하나 보다.', '재수가 없는 상태다.', '우울해야겠다.'라고 인식하여 몸과 마음을 정말 짜증 나고 재수 없는 상태로 변화시킵니다. 뇌는 아무 잘못이 없습니다. 명령을 전달받고 그대로 실행할 뿐이니까요. 우리가 무심코 내뱉은 말은 이처럼 강력한 힘을 지닌 지시어가 됩니다.

마음이 괴로워 병원을 찾아오는 사람들을 보면 늘 "죽고 싶다.", "미치겠다.", "짜증 난다."라는 말을 입에 달고 사는 경우가 대대수입니다. 이런 말을 되뇌고 습관적으로 반복해서 말하고 하고 있으니 우울함, 고통스러움, 짜증 등의 기운만 내내 끌어당기고 있는 것이죠. 늘 그런 주문을 듣고 있는 우리 뇌는 당연히 그렇게 되어야만 한다고 생각하고 반응하고 있을 뿐입니다.

다이어트를 하고 있는 친구에게 밤에 전화를 걸어

125

5주간의 마음 처방전, 어감 정화

"너 지금 다이어트 하고 있는데 절대로 야식으로 라면 먹으면 안 된다. 불금이라고 혹시 치맥 할까 갈등하고 있다면 절대 금물이야. 알겠어?"라고 하면 어떻게 될까요? 친구는 그 말을 듣는 순간부터 치맥이 떠오르고 다이어트는 물 건너가게 될 것입니다. 그것처럼 괴로운 고문이 없을 것입니다. 뇌는 '먹지 마!'가 아니라 '치맥'만 입력합니다.

언젠가 분노 조절 전문가가 TV프로그램에 나와 화를 조절하는 방법으로 "화내지 말자. 화를 참아내자."라는 문구를 써 붙여놓고 생활하면 도움이 된다는 팁을 제시하는 걸 본 적이 있는데요. 크게 추천하고 싶은 방법은 아닙니다. 이미 나의 눈과 뇌는 '화'라는 단어를 보았기 때문에 '화'에 반응을 하게 됩니다. 이럴 때는 차라리 내가 원하는 상태를 긍정적인 단어로 표현해놓는 것이 훨씬 도움이 됩니다. '평화', '인내', '진정', '호흡' 같은 단어로 말이죠.

입을 통해 나오는 말을 잘 다스리는 핵심은 바로 내가 진정으로 원하는 단어를 긍정적으로 표현하는 것입니다.

"우울해 죽겠어요."라고 말하는 사람의 진짜 마음은

뭘까요? 우울이 사라지고 행복해지는 일일 겁니다. "하는 일마다 되는 게 없어요."라고 말하는 사람은 모든 일이 다 잘 풀리기를 바라는 것이고요. 그러니 "행복해지고 싶어요.", "하는 일이 모두 잘되고 싶어요."라고 말해야 하는 것입니다.

"왜 이렇게 되는 일이 없을까?"
▶ "어떻게 하면 내 인생이 술술 잘 풀릴까?"

"기분이 너무 우울해서 미칠 거 같아요."
▶ "즐겁고 유쾌하고 싶어요."

"정말 피곤해 죽겠어요."
▶ "건강하고 활기차고 싶어요."

"상사가 나만 괴롭혀요."
▶ "상사에게 인정받고 싶어요."

"돈이 없어 너무 가난해요."

▶ "난 풍요롭고 여유롭고 싶어요."

저는 사실 이론적이고 계산적인 것과는 거리가 먼 사람입니다만, 매일 하는 일이 사람을 직접 대면하는 것이다보니 사람을 관찰하고 통찰하는 일에는 관심이 매우 많습니다. 자연스럽게 사람을 보는 데 있어 나름대로의 여러 가지 통계 자료가 생기게 되더라고요. 그중 하나가 '사소함에도 감사함을 알고 표현하는 사람들은 풍요로운 상태다.'라는 것입니다.

지인 A는 제가 아주 소소한 걸 챙겨줘도 정말 기뻐하는 사람입니다. 예를 들어 곶감 선물이 집에 많이 들어와서, 아이들과 먹으라고 보내줬더니 맛있게 먹는 모습을 사진 찍어 보내주고 A의 아들까지 저에게 감사하다는 사랑스러운 메시지를 보내주었습니다. 반면 지인 B는 제 나름에는 크게 마음을 내어 조금 무리해서라도 나눠야겠다 싶은 것들을 보내줘도 매번 꿀 먹은 벙어리였습니다. 이게 몇 번 거듭되다 보니 '혹시 내가 뭔가를 주는 게 당연하다고 생각하는 건가?', '아님 혹시 기분이 나쁜가?'라는 오해까지 생길 지경이었습니다. 그러다 보니 점점 저에게 무언가 좋은 것, 맛있는 것이 생길 때 같이 나누고 싶은 사람은 A가 되었습니다. 실제로 A와 B 중 누가 더 풍요롭고 여유로운 삶을 살고 있을까요?

똑같은 상황이라도 감사함으로 관점을 달리하고 표현하면 훨씬 지혜롭게 어려움을 극복할 수 있고 관계도 더욱 사랑스러워질 수 있습니다. 한결같이 사이가 좋은 부부나 커플을 가만히 관찰해보면 그들에게는 반드시 이 법칙이 쓰이고 있습니다. 둘 중에 최소 한 명은 매사 아주 사소한 것에도 감사함을 표현하는 사람이라는 것이죠. 물론, 한 사람이 이렇게 감사함을 지속적으로 표현할 경우 상대방도 비슷한 표현 패턴을 갖게 됩니다. 정말 바닥부터 인간성이 엉망인 사람이 아니라면, 누군가 나에게 계속 감사함을 표현하고 고마워하는 것에 대해 감화되기 마련입니다.

예를 들어 새로운 곳에 여행을 가서 리드하는 남편이 길을 잃고 헤매는 바람에 온 가족이 시간을 낭비한 상황

5주간의 마음 처방전, 오감 정화

이라고 칩시다. 힘들게 뱅뱅 돌아 겨우 목적지에 도달했습니다. 어떤 부부의 경우에는 아내가 "당신 정말 뭘 알아본 거야. 좀 제대로 알아봤어야지. 우리 모두 이 고생을 하고 뭐야 대체."라고 무안을 줄 수 있습니다. 이런 말을 들은 남편은 속으로 미안하다가도, 자기의 고생은 알아주지 않고 비난만 하는 아내에게 화가 날 것입니다. 즐겁게 여행할 마음까지 사라지겠죠.

그런가 하면 이렇게 말하는 아내도 있습니다.

"와, 당신 덕분에 오늘 새로운 데 구경하고 예상치 못한 이벤트로 더 재밌었어. 이런 게 진짜 여행이지. 당신이 함께 다녀줘서 너무 든든하고 감사해요."

이런 말을 들은 남편은 기운이 번쩍 날 것입니다. 미안함과 함께 앞으로 더 열심히 부인을 위해 책임감을 가지고 최선을 다해 즐거운 여행이 되도록 노력할 것입니다.

이렇게 어떤 상황에서든 긍정적이고 감사한 마음의 표현을 먼저 하게 되면, 불행과 불화보다는 행운과 화합의 기운이 생겨나게 됩니다. 너무 단적인 예일 수도 있고, 도저히 긍정적이거나 감사함을 표현할 수 없는 상황도 분명 있을 것입니다. '내일 당장 집이 망하게 생겼어도 감사할 수 있을까?'라는 의문이 생길 수도 있습니다. 절체절명의 상황 속에서도 속없이 '잘될 거야.'만 외치라는 의미는 아닙니다. 다 잃었고 잃을 것 같은 순간에도 지금 나에게 있는 것, 아직 남은 것, 할 수 있는 것을 떠올리고 그것에 감사함을 옅게라도 불러일으켜 보자는 것이죠. 그랬을 때 생겨나는 변화는 경험해보지 않으면 알 수 없습니다.

지금 현재, 나에게 주어진 모든 사소한 것들도 당연한 것이 아니라 매우 귀하고 값진 것입니다. 지금 이 책을 볼 수 있는 눈, 이 책을 가질 수 있는 경제적 조건, 이 책을 읽을 수 있는 시간도 당연한 것이 아닙니다. 감사함은 더 많은 감사함을 불러일으킵니다. 세상에서 가장 이자가 많이 붙는 일 중에 하나이죠.

저 또한 늘 생각합니다. "내가 노력하고 애쓰는 것에 비해 늘 넘치는 삶을 누리고 있으므로 너무나 감사하다."라고요. 그래서 그런지 매일매일 눈뜨면 새롭게 감사한 일이 자꾸 더 많이 생깁니다.

5주간의 마음 처방전, 오감 정화

사람들은 기도를 하기 위해 교회나 성당, 절과 같은 종교 시절에 갑니다. 매우 좋은 방법 중 하나입니다. 하지만 더 강력한 기도의 수단이 있습니다. 바로 주변인들에게 감사의 언어를 넘어서 '축복의 언어'를 사용하는 것입니다. 축복의 언어를 사용하는 것은 그 어떤 기도보다 파워풀한 에너지를 일으킵니다. 타인에게 전한 축복의 언어는 반드시 나에게 그대로 돌아오기 마련이고요. 누군가를 향한 말을 내뱉거나 생각하는 순간, 그 말을 가장 먼저 듣고 생각하게 되는 것은 나 자신입니다.

나와 내 주변 사람들이 잘살고 행복해지기를 바란다면, 인연이 닿은 사람들이 건강하고 즐겁게 되길 바라고 있다면, 매일매일 축복의 언어를 사용하여 에너지를 전파하고 확산시켜야 합니다. 축복의 언어는 간단하게는 상대방을 위한 칭찬이나 공감 표현도 포함되고 더 나아가서는 상대방을 위한 기원을 담은 표현도 사용할 수 있습니다.

더 많이, 더 자주 말할수록 좋은 축복의 언어

•

5주간의 마음 처방전, 오감 정화

- 당신 덕분에 힘이 나고 든든합니다.
- 함께 일할 수 있음에 정말 즐겁고 보람찹니다.
- 당신이 건강하고 행복하기를 바랍니다.
- 당신이 자유롭고 즐거워지기를 바랍니다.
- 이렇게 우리를 위해 애써주시니 진심으로 감사합니다.
- 당신은 정말 자랑스러운 사람입니다.
- 이 모든 일은 당신이 있기에 가능했습니다.
- 당신의 모든 것들이 더욱 아름다워지길 기도합니다.
- 우리 주변의 모든 사람들이 풍요로워지길 바랍니다.

저는 분기별로 1박 2일 단식을 하고 있는데요. 이렇게 한 번씩 가볍게 장을 비우고 쉬게 하면, 몸 전체적으로 그리고 마음까지 동시에 정화가 이루어집니다. 몸과 장이 시원하고 가벼워지면 정신적으로도 가벼워짐이 확연하게 느껴지기 때문이죠. 특히 저는 간헐적 단식 이후, 근육은 늘고 체중은 줄었습니다. 그리고 항상 잘 체해서 불편했는데 고질적인 체기가 사라졌습니다.

현대인들은 영양소가 결핍되고 음식이 모자라서 생기는 병보다, 과식과 과음 그리고 폭식으로 인해 위와 장이 혹사당함으로써 생기는 병에 더욱 노출되어 있습니다. 넘침은 모자람만 못하다는 말이 꼭 맞는 상황이죠. 이럴 때일수록 일부러라도 소화기와 장에 휴식과 쉼을 선사해주고 '비움'의 시간을 가져야 합니다.

정신적으로도 마찬가지입니다. 정보가 부족해서가 아니라 너무 넘쳐나는 게 문제인 세상입니다. 눈을 뜨면서부터 손에 드는 스마트폰을 통해 접하는 세상의 소식들, 인터넷 뉴스, 실시간 검색어 등 우리 뇌는 쉴 틈 없이 과식하며 혹사당하고 있습니다.

저는 평소 16:8을 지키려고 합니다. 저녁 7시까지 저녁 식사를 모두 마치고 그다음 16시간 동안은 속을 잠시 쉬게 해줍니다. 그러고 나서 다음 날 11시에서 11시 30분 정도에 첫 끼를 먹는 방식이지요. 사실 간헐적 단식이라는 개념이 생기기 전부터도 늘 저녁을 먹고 나서 그다음 날 점심을 첫 끼로 먹는 게 일상이긴 했지만, 알게 모르게 은근히 저녁 식사 마친 이후에도 이것저것 먹은 게 많더군요. 그래서 간헐적 단식을 실천하기로 마음먹고 나서는 과일이나 선식 등 생각 없이 주섬주섬 주워 먹던 것들을 일절 끊었습니다. 물이나 차, 디카페인 커피 외에는 먹지 않는 습관을 들였습니다.

공복이 주는 기쁨은 배부름이 주는 포만감에 비해 훨씬 건강하고 가벼운 즐거움입니다. 공복 시 우리의 뼈와 근육 조직을 발달시키고 숙면에도 도움이 되는 성장호르몬이 몇 배는 더 분비된다는 여러 연구 결과가 방증하듯, 우리는 무엇을 더 먹어서 건강해지는 방법보다 비우고 쉼으로써 건강해지는 방법을 터득할 때가 된 것 같습니다.

1박 2일 단식법은 분기별로, 혹은 계절별로 한 번씩만 하면 되니 부담이 없습니다. 평일에 식단에 큰 변화를 주기 어려운 직장인들도 주말에 실행하면 되기 때문에 제약도 크게 없습니다. 일단 한번 해보고 나면 그 가벼움과 시원함에 정기적으로 연례행사처럼 챙겨서 하게 됩니다.

　방법은 간단합니다. 오늘 아침 9시부터 다음 날 아침 9시까지 이런 식으로 24시간 이상 음식물 섭취를 하지 않고 깨끗한 물만 마셔주는 것입니다. 처음 하실 때는 어지럽거나 배고픔이 심하게 느껴질 수 있으니, 최대한 주말에, 스케줄을 비워두고 해보는 것이 좋습니다. 가만히 앉아 있거나, 활동량을 줄이고 몸의 상태를 봐가면서 할 수 있기 때문입니다. 이렇게 딱 하루를 해주고 나면 속이 비어 배가 고프고 어지러울 것 같지만, 다음 날 일어날 때 의외의 가뿐함을 느낄 수 있습니다. 24시간이 지난 후 처음 먹는 끼니는 되도록 기름지지 않고 간단한 생채식이나 부드러운 탄수화물이 좋습니다. 신기한 것은, 간을 하지 않은 쌈채소만 먹어도 그 맛이 선명하게 느껴진다는 것입니다.

　장, 즉 속이 편안해야 만사가 평화롭고 안정됩니다. 삶
이 가벼워지고 자유로워지기 위해서는 장이 깨끗하고 가
벼워야지만 가능합니다. 장 해독은 우리의 건강과 행복
을 위해 매우 중요한 작업입니다. 장에 독소가 쌓이면 변
비와 가스는 물론이고 피부 트러블, 우울증, 두통, 면역력
저하, 알레르기, 만성 피로 등이 생깁니다. 장을 해독하기
위해서는 장내 유익균을 늘리고 채소와 식이섬유가 많은
음식을 섭취하여 쾌변해야 합니다. 그래야만 노폐물과
유해물질 등이 그때그때 빠르게 잘 배출됩니다.

　장 속에 수백 가지의 박테리아 중 유익균의 비율이
80% 정도 유지되어야 면역력이 정상적으로 작동하고 노
화가 느리게 진행될 수 있습니다. 장내 유익균은 기름진
인스턴트 음식, 당분이 많은 음식, 밀가루, 항생제 등의
오남용을 최대한 삼가고 신선하고 건강한 음식을 섭취해
야만 증진됩니다. 건강한 장이 유지되지 않으면 장내 불
균형으로 인해 여러 질병은 물론 심지어 파킨슨병까지도
유발할 수 있습니다.

　이러한 장내 유익균이 우리 몸에 들어온 식이섬유를

발효시켜 만들어내는 물질을 뷰트릭산(butyric acids)이라고 하는데, 이 뷰트릭산은 장 방어벽이 새는 현상을 막아주어 온몸으로 퍼지는 염증을 막고 장기는 물론 뇌세포도 건강하게 만들어줍니다. 무엇보다도 장을 편안하고 행복하게 만들어주어 면역력을 증진시킵니다.

1박 2일 단식과 같이 정기적으로 속을 비우는 활동은, 장을 해독해주고 더 나아가 뇌를 비롯한 신경계의 기능에도 도움을 줍니다. 또 앓고 있는 병이나 통증 등이 호전되기도 하는데요. 이는 면역세포의 활동과 관련 있습니다. 인간의 면역세포 중 40%는 소장에 있습니다. 쭉 펼치면 테니스코트보다 조금 더 클 정도로 엄청난 면적을 가진 소장의 안과 밖에 면역세포들이 밀집해 있는데, 단식을 하여 소화, 흡수 작용이 멈추면? 이들이 할 일이 없어지겠죠. 이때 이 면역세포들이 손상된 장기라든지 몸의 곳곳으로 퍼져 활동하게 됩니다.

예를 들어 간이 안 좋은 사람의 경우를 보겠습니다. 간에 면역세포가 아무리 많이 배치된다고 해도 5%를 넘을 수 없습니다. 간이 안 좋을 경우, 간 속 유해균과 면역세포가 오랜 기간 대치를 하고 있거나 아니면 잠시 멈추고 있는 상황일 수 있는데, 이때 소장에서 할 일이 없어진 면역세포들이 간으로 지원을 오는 것입니다.

또 단식을 하게 될 경우, 인간이 가지고 있는 60조 개 세포 중 소멸되어 없어질 세포들이 더 빨리 사라지고 활력 있고 신선한 세포로의 대체가 신속하게 이루어집니다. 즉, 정상적이고 건강한 세포의 기능이 촉진되는 것입니다.

건강과 비만이 중요 이슈인 시대에 단식에 대한 관심도가 높아진 것이 사실입니다. 흔히 들어본 간헐적 단식이라든지 1일 1식 같은 것들이죠. 그 방법도 참 여러 가지 많더군요. 이렇게 단식이 유행한다고 해서 무작정 도전해보는 것보다는 1년에 2번 정도 혹은 3~4번 정도, 1박 2일간 단식을 실천해보며 음식물을 비우는 연습을 해보는 것이 좋습니다. 그 후에 하루 8시간 섭취를 하고 16시간은 비우는 방식을 취하든, 일주일에 하루씩 단식하는 방법을 취하든 자기 몸에 잘 맞는 것을 찾아가면 됩니다. 무엇보다 중요한 것은 내 몸이 건강하기 위해 단식을 하려 한다는 것을 명심하는 것입니다. 일시적으로 하고 말기보다는, 무리 없이 지속적으로 유지하며 실행할 수 있는 방법을 찾아가세요.

Therapy Note

장 정화에 도움이 되는 음식

•

◆
양배추

식이섬유가 풍부하여 배변에 좋고 글루타민 성분은 위장 재생에 도움을 줍니다. 특히 장내 염증이 있는 사람에게 도움이 됩니다. 양배추 성분을 이용하여 만든 세계적으로 유명한 위장약 소화제가 널리 알려져 있는 이유도 이 때문이죠.

◆
무청시래기

예전에는 귀한 취급을 받지 못했던 '시래기'는 무청을 말린 것입니다. 요즘은 '금시래기'라고 불릴 만큼, 강력한 항산화 작용을 하고 몸의 불순물을 제거하는 데 뛰어난 효과가 있습니다. 활성산소와 중금속 대사를 억제해주는 폴리페놀산도 많이 들어 있죠. 소화를 돕고 장내 유산균을 활성화시킵니다. 식이섬유가 풍부하여 배변 활동을 원활하게 해주고 지방 흡수도 억제해줍니다. 그야말로 시래기는 우리 몸의 쓰레기 청소부입니다.

◆

현미

현미는 장의 운동을 돕고 중금속 등 독소를 체외로 배출시킵니다. 백미에 비해 다소 딱딱하고 찰기가 적어 소화하기 힘들다고 하는 분들도 많이 계신데요. 처음에는 조금씩 백미랑 섞어 시작하면서 그 비율을 늘려가는 게 좋습니다. 오히려 좀 더 천천히 오래 씹어 먹게 되기 때문에 먹는 양을 줄이는 데도 효과적입니다. 특히 현미의 씨눈에는 비타민B가 풍부하게 들어 있습니다. 비타민B는 세포 대사에 중요한 역할을 하며 면역체계와 신경계 기능 강화, 신진대사 작용 촉진에 도움을 줍니다.

◆

키위

키위는 항산화 성분과 식이섬유가 풍부하여 장 운동을 활발하게 해주고 변비를 해결해 장속 환경을 깨끗하게 하는 데 도움이 됩니다. 우리 몸은 단백질이 분해되지 않을 때 알레르기를 일으켜 피부 가려움증이나 콧물, 재채기 등의 증상이 나타나고, 눈밑 다크써클이나 피로가 쉽게 생기는데요, 키위에는 단백질 분해효소인 액티니딘(actinedine)이 들어 있어 위장관의 소화 흡수를 돕습니다. 골드키위에는 오렌지보다 비타민C가 무려 3배 이상 많이 함유되어 있어 피로 회복에 좋습니다.

◆

마늘과 양파

냄새는 고약하지만 그만큼 효자 노릇은 톡톡히 합니다. 풍부한 퀘세틴(quercetin)이 암세포를 정상세포로 변환시키고 알리신(allicin)은 강력한 살균·항균 작용을 합니다. 항암 효과는 물론 염증 제거, 체내 노폐물 배출 그리고 피를 맑게 하는 효과도 있습니다. 면역력을 증진시키고 소화를 촉진하며 혈관 확장 및 강화 등에도 도움이 됩니다.

◆

통곡물과 천연 베리 종류

오트밀, 메밀, 보리 등의 통곡물에는 식이섬유가 많아 위에서 분해될 때 앞에서 언급한 강력한 항암물질인 뷰트릭산을 형성합니다. 그리고 산딸기, 블루베리, 라즈베리 등의 베리 종류에 많이 들어 있는 안토시안도 항산화 작용은 물론 장내 유익균에 도움이 되는 뷰트릭산을 생성합니다.

소리는 소리로 흘려보낸다

중국의 요임금이 허유라는 현인에게 임금 자리를 부탁하
자 허유는 이를 거절하고 나쁜 얘기를 들었다며 귀를 씻
고(洗耳) 산에 들어가 숨어 지냈다는 일화가 있습니다. 아
마도 '귀를 씻는 행동'은 세속의 복잡함과 더러움을 씻
고 마음을 정화한다는 의미의 비유라고 봅니다.

요즘처럼 귀를 씻고 싶은 마음이 강할 때도 없습니다.
그만큼 현대인들의 스트레스가 거의 최고치에 달하고
있죠.

가끔 택시를 타고 이동하다 보면 원치 않는 라디오 방
송을 그것도 아주 큰 볼륨으로 들으면서 다녀야 할 때가

있습니다. 기차나 버스에서 전혀 궁금하지도 않은데 누군가 큰 소리로 떠드는 시시콜콜한 전화 내용을 다 들어야 하는 것도 엄청난 고역입니다. 우연히 재미있게 듣게 되는 경우도 있지만 취향에 안 맞는 음악을 듣거나 듣고 싶지 않은 소리를 듣다 보면 그야말로 소음공해가 따로 없고 이동하는 내내 엄청난 스트레스를 받을 수밖에 없습니다. 그리고 컨디션이 안 좋거나 피곤하여 면역력이 많이 떨어지면 소리나 냄새에 특히 민감해져서 작은 소리도 매우 크게 들리고 거슬리게 될 때가 있는데 그런 경우라면 더욱 난감합니다.

집에 들어와 습관적으로 틀어두는 티비에서도 출연자들끼리 시끄럽게 떠드는 소리, 각종 흉폭한 소식들을 전하는 뉴스 소리, 길거리에서 빵빵거리며 신경질적으로 울려대는 클랙슨 소리, 핸드폰으로 영화나 티비등을 시청하며 귀에 이어폰을 직접적으로 끼고 듣는 소리까지, 우리는 알게 모르게 귀를 엄청나게 혹사시키면서 부정적 스트레스를 그대로 흡수하고 있습니다.

그래서인지 요새 급증하고 있는 현대인들의 질병 중 하나가 이명, 돌발성 난청 등 귀와 관련된 병입니다. 물론 이명이나 돌발성 난청은 일종의 뇌질환이나 마찬가지이지만 이상을 귀를 통해서 보낸다는 공통점이 있습니다. 그리고 이 병들의 가장 큰 원인은 스트레스나 과로라고 많이들 진단합니다. 또한 과학과 의학이 발달했음에도 불구하고 아직까지 쉽게 완치되지 않는 병들이기도 하죠. 이는 분명히 우리에게 전하는 메시지가 있다고 봅니다. 그만큼 우리의 귀는 지쳐 있고 피폐해졌다는 겁니다. 이럴 때일수록 귀를 씻어주고, 쉬게 해주고, 소음이 아닌 아름답고 건강한 소리로 힐링해줄 필요가 있습니다.

귀를 상쾌하게 씻어주다

최근 들어 새로운 음악 취향이 생겼습니다. 코로나19 때문에 집에 있을 일이 많아지고 휘트니스센터를 이용하기보다는 집 앞에 있는 산을 자주 오르며 듣게 된 노래인데요. 저는 워낙 산을 좋아하는 사람이었지만 특히 평일 오전 한가하게 산에 다녀오는 묘한 편안함과 쾌감을 가장 좋아합니다.

산의 초입부에 도달하면 피톤치드 가득한 싱그러운 숲 내음과 바람이 저를 한껏 씻어줍니다. 가슴을 활짝 펴고 온몸으로 천연 아로마 피톤치드를 호흡하고 있으면 그때부터 본격적인 온갖 화음의 멜로디들이 저의 청각을 호사시켜줍니다.

반갑다고 크게 인사하는 짹짹 새 소리, 귀여운 꿩들이 먹이를 부리에 물고 잎사귀를 밟으며 내는 바스락 소리, 딱따구리가 집을 열심히 건설하며 내는 우렁찬 소리, 바람결에 나부끼는 나뭇잎의 살랑살랑 소리, 살짝 비라도 흩뿌리면 화음에 코러스까지 첨부되어 그야말로 최상의 오케스트라 연주가 됩니다. 저는 운 좋게도 매번 공짜로 이 연주를 듣고 옵니다. 산은 한 번도 같은 연주를 한 적이 없을 정도로 곡이 매우 다양하고 천재적입니다. 이렇게 나 혼자만의 호사가 너무나 아까워서 가끔식 소리를 녹음하여 지인들에게 보내줍니다. 그러면 지인들은 그 소리를 듣는 것만으로도 가슴이 뻥 뚫리고 눈이 정화되고 마음이 편안해진다고 매우 좋아합니다.

이처럼 우리는 답답하고 지친 심신을 치유하기 위해

서 귀를 자주 씻어주는 습관을 들여야 합니다. 그러면 마음도 함께 빠르게 회복되는 힘을 얻을 수 있습니다.

일상의 사소한 소리 가운데에서도 얼마든지 나 자신을 위로하고 치유하는 소리를 찾을 수 있습니다. 지나가는 아이들의 까르륵 웃는 소리, 아가들의 알 수 없는 묘한 옹알거림, 야옹이가 행복해서 골골대는 소리, 차창 밖으로 떨어지는 빗소리, 입맛을 한껏 돌게 할 만큼 보글보글대는 국이 끓는 소리 등 귀 기울여 유심히 들으면 우리가 살아가고 있다는 것을 증명해주는 아름다운 소리들이 도처에 널려 있습니다.

여유가 되고 좀 더 치유의 소리를 찾고자 한다면 자연 속으로 들어가보는 것도 한 방법입니다. 낮은 야산에만 올라도 매번 제가 듣는 화려한 오케스트라의 연주를 들으실 수 있습니다. 참새 소리, 풀벌레 소리, 바람 소리, 열어진 도시의 소음도 하나의 배경음이 됩니다. 좀 더 본격적으로 귀를 씻고 싶으시다면 계곡의 물소리나 바다의 파도 소리, 대나무 숲 등을 찾아 떠나보는 것도 좋겠습니다. 귀를 씻은 만큼 눈과 코, 머릿속의 정화도 함께 이룰 수 있으니 이보다 더 좋을 수 없습니다.

5주간의 마음 처방전, 오감 정화

저는 가끔 무리를 하거나 몸을 혹사하면 귀에 이상 증세
가 생깁니다. 귓속이 아프거나 귀가 먹먹해지면서 '웅' 하
는 소리가 들리기도 합니다. 이명 초기 증상일 수 있는데
이때 딱 맞는, 이명과 어지럼증으로 유명한 전문의 윤승
일 원장님께서 알려주신 방법이 있습니다. 잘 먹고 잘 쉬
면서 평소 들으면 기분 좋아지는 음악을 듣는 것.

이명이나 난청은 내 몸의 이상을 알려주는 신호입니
다. 그렇기 때문에 귀에 이상 증세가 있을 때는 무리 말
고 쉬어주기만 해도 심각한 질환이 아닌 이상 회복이 됩
니다. 윤 원장님 말을 빌리자면, 그래서 '귀에 생긴 병은
신이 주신 축복의 병'이라고도 합니다. 저 역시 귀에서
이상 증세가 조금이라도 느껴질 것 같으면, 몸이 보내는
신호라는 것을 알아차리고 곧바로 휴식을 취하기 위해
노력합니다. 편안하고 기분 좋은 분위기에서 좋아하는
음악을 들으며 호흡을 천천히 가다듬고 잠시 명상을 하
는 거죠. 숨 가쁘게 돌아가는 내 삶이 완전히 고장 나기
전에 예방할 수 있는 방호복 같은 시간이 됩니다.

기분 좋은 음악, 나를 편안하고 안정되게 만들어주는 소리는 유용한 치유 수단입니다. 이런 원리에 입각하여 예로부터 티베트에서는 싱잉볼(singing ball)이라는 전통 악기로 사람들을 치료하였습니다. 싱잉볼, 즉 '노래하는 그릇'이라는 뜻인데 각각 다른 음역을 가진 볼을 연주하면 나는 소리와 그 파장이 사람이 갖고 있는 고유의 에너지 주파수를 자극하여 치유하는 원리입니다. 또한 이미 대체의학의 한 분야로 뚜렷하게 자리 잡은 뮤직 테라피, 즉 음악 치료는 음악을 매개로 긍정적이고 건강한 신체 및 심리적 변화를 유도하는 데 많은 도움이 됩니다.

지친 귀를 정화해주기 위해서는 뮤직 테라피, 싱잉볼 연주 소리 등을 직접 들으면 좋고, 그럴 형편이 안 된다면 요즘은 워낙 많은 음원이 유튜브 콘텐츠로 올라와 있으니 이를 활용해보세요. 편안하게 눕거나 앉아 충분히 이완하는 자세를 취하고, 천천히 심호흡하면서 있는 그대로 소리를 따라가봅니다. 청명하고 맑으며 울림의 힘이 존재하는 소리를 듣다 보면 공명 현상으로 인해 스트레스가 해소되고 무거운 몸과 마음이 가벼워지는 반응을 자연스럽게 느낄 수 있습니다.

이렇게 아름답고 건강한 소리를 들으며 치유할 수 있는 한편, 스스로 노래를 하거나 기도문 또는 만트라(Mantra: 진리의 말, 영적 또는 물리적 변형을 일으킬 수 있다고 여겨지는 발음, 낱말, 구절. 기도문 혹은 주문)를 소리 내어 읽는 등 자신의 목소리를 내는 것으로 최대의 치유 효과를 볼 수도 있습니다.

많은 사람들이 즐기는 노래방 문화만 보더라도 확실히 알 수 있죠. 요새는 코인 노래방도 있어서 혼자 실컷 노래를 부르는 사람도 많습니다. 있는 힘껏 노래를 불러 쌓인 스트레스를 발산하는 것도 감정적 응어리를 해소하는 데 매우 효과적입니다. 어찌 보면 노래방은 우리나라 사람들에게 '치유의 방'이기도 한 것 같습니다.

그리고 우리가 조금만 생각을 달리해본다면 기도나 만트라와 같이 꼭 종교적이거나 거창한 것이 아니라도, 내가 원하고 바라는 희망적인 암시문을 스스로에게 들리도록 크게 말하는 것도 좋습니다. 저는 찾아오는 내담자분들에게 본인이 원하는 긍정 암시문을 써서 아침, 저녁으로 소리 내어 읽고, 그것이 이루어졌을 때의 기분을 충분히 만끽하라고 말씀드립니다. 내가 큰 소리로 읽는 문장은 내가 제일 먼저 듣고 반응합니다. 이는 나의 감정, 신경계, 면역체계, 무의식, 영적 차원에 유익한 영향력을 스스로 아침마다 공급해주는 것과 같습니다.

귀에 이상이 생기면 몸이 보내는 과로의 신호를 받아들이고 즉시 쉬어주는 것이 좋습니다. 귀는 우리 신체의 축소판입니다. 생각날 때마다 귀를 주물러주고 부드럽게 이완되도록 마사지해주면 생각보다 개운한 느낌이 듭니다.

물론 내 귀에 유해한 것들을 차단하고 유익한 소리를 늘려주는 것이 무엇보다 좋습니다. 욕하는 소리, 부정적인 소리, 끔찍한 소리 등은 되도록 차단해주고 듣고 싶은 소리, 들으면 기분 좋은 말, 마음이 편안해지는 음악의 선율 등을 들어주는 것이지요. 이것들은 모두 외부로부터 제공받아야 한다고 생각할 수 있지만, 사실 내가 상대방에게서 듣고 싶은 소리는 기다리지 말고 스스로 먼저 들려주면 간단합니다.

내가 하는 말은 내가 제일 먼저 듣습니다. 좋은 말 또한 내가 가장 듣고 싶은 것으로 나에게 먼저 해주면 됩니다. 이것을 긍정 암시문이라고 합니다. 긍정 암시문은 말 그대로 긍정적인 표현을 사용하여 단순하고 명확하게 본인이 원하는 것을 반복적으로 말하는 것입니다. 이것이 익숙해지면 심상화(imagination)가 잘될 수 있도록 구체적으로 말을 늘려가면 좋습니다.

Therapy Note

내가 가장 먼저 듣는 긍정 암시문

•

- 나에게는 풍요로움과 따뜻한 에너지가 늘 함께하며 나는 감사함이 충만한 삶을 살고 있습니다.

- 오늘도 이렇게 건강하고 밝은 하루가 시작되니 감사합니다.

- 지금 이 순간 내가 온전하게 의식하고 평온하게 호흡하며 이곳에서 두 다리로 강건하게 존재하고 있음은 당연한 일이 아니라 세상에서 가장 경이로운 축복입니다.

- 세상에서 가장 빛나는 보석 같은 나 자신을 나는 진정으로 사랑하고 귀하게 여기고 있습니다.

- 나는 진정성을 가지고 매사에 최선을 다할 것이며 그것은 내가 원하는 결과를 선사해줄 것입니다.

- 나는 자신 있고 당당하고 활기차게 나에게 주어진 일에 최선을

다하고 있습니다.

- 활력 있고 흥미로움이 넘치는 의욕은 성공하는 삶을 제공해주며 타인과 함께 나눌 수 있는 행복함을 줍니다.

- 나를 이끌어주는 성실함과 진실됨은 지혜의 증장으로 이어질 것이고 이는 많은 이들과 선함과 아름다움을 함께 나누는 즐거운 힘이 되어줄 것입니다.

- 나는 매일매일 성장하고 있으며 화평한 평정심을 유지할 수 있는 사람입니다.

- 나는 매력적이고 아름다운 사람으로 최고의 선물 같은 하루를 보내고 있습니다.

- 나를 비롯해 나와 관계된 모든 이들이 자유롭고 건강하기를, 여유롭고 행복하기를 온 마음으로 함께 축복합니다.

엄마 손은 약손이 아니라 과학이다

"Love is touch, touch is love."

존 레논이 부른 'love'라는 곡의 가사입니다. 사랑은 만지는 것이요, 만지는 것은 사랑이죠. 그만큼 사랑과 애정은 접촉을 통해 확인할 수 있습니다. 접촉을 통해 하나로 연결됨을 다시 한번 인지하면 어떤 관계든 더욱 돈독해집니다.

특히 다른 어떤 신체 부위보다 손을 통한 접촉은 치유의 도구로서 가치와 효율성이 있습니다. 인간은 접촉을 통한 관계의 회복, 개인의 성장과 치유 그리고 나아가 건강과 행복을 추구합니다. 혼자보다는 누군가와 접촉하며 연결되어 있음을 본능적으로 느껴야 안정감을 찾는 것은 인간의 특징인 것 같습니다.

어릴 적 누구나 한 번쯤 경험해보셨을 텐데요. 배가 아프다고 하면 엄마께서 배를 살살 쓰다듬어주셨습니다. '○○이 배는 똥배, 엄마 손은 약손' 이런 노래를 함께 부르셨던 거 같기도 하네요. 신기한 건, 약을 먹거나 별다른 치료를 한 게 아닌데도 배의 통증이 슬며시 사라졌던 것입니다. 이는 우연이 아닙니다. 사랑 가득한 어루만짐 덕분에 행복 신경전달물질인 세로토닌이 그 어느 때보다 펑펑 쏟아져 나오면서, 통증이 완화된 것이죠.

_____ **먼저 안아주면 시작되는 사랑**

자라나는 아이들은 부모와의 접촉이 많을수록 건강하게 자라나고, 연인 사이에도 친밀한 접촉이 많을수록 사랑이 샘솟습니다. 접촉은 단순히, 만지는 것이 아닌, 마음의 에너지를 가장 직접적으로 전하는 가장 효과적인 수단이자 치유의 생명력입니다.

누군가를 조건 없이 수용할 때 우리는 두 팔을 벌려 안아주곤 합니다. 누군가와 함께 연결되어 있다고 깊이 느낄 때도 서로 포옹하며 그 연결성에 반응합니다. 누군가를 위로하고 격려할 때도 등을 토닥여주거나 쓰다듬어주고, 손을 마주 잡는 등 진실한 마음을 말 이상의 그 무엇으로 전달하기 위해 접촉합니다. 그러고 보면 내 감정을 전달하고 감정을 표현하는 데 있어서, 가장 확실한 수단이 바로 접촉이라고 할 수 있겠네요.

일종의 이벤트처럼 길거리에서 이루어지는 프리허그(freehug)는 본래 포옹이라는 접촉을 통해 현대인의 마음을 위로하고, 상처를 치유하며, 평화로운 가정과 사회를 이루고자 시작된 '행위 캠페인'입니다. 프리허그닷컴(free-hugs.com)의 설립자 제이슨 헌터(Jason G. Hunter)가 2001년 최초로 시작한 것인데요. 어머니의 장례식장에서 조문객들이 평소에 어머니께 받았던 따뜻한 포옹에 대하여 이야기하는 것을 듣고 영감을 받았다고 합니다. 그의 어머니는 평소 "자기 자신이 중요한 사람이란 걸 모든 사람이 알게 하자."라고 말씀하셨습니다. 그리하여 제이슨은 어머니의 소중한 유산을 실천하기로 하고 2001년에 최초로 프리허그를 시작했죠.

따뜻한 포옹을 통해 상처받고 지친 영혼과 마음을 위로해주는 것, 그를 통해 나의 삶과 심신의 건강에 도움을 주자는 취지였습니다. 우리나라같이 포옹이 보편화되어 있지 않은 문화권에서는 프리허그가 자연스럽게 느껴지지 않을 수도 있습니다만, 이 또한 하나의 고정관념일 수 있습니다. 꼭 사랑하는 이성간이 아니라도 가벼운 포옹은 따뜻함과 위로의 표현으로 수용될 수 있지 않을까요? 부부 간은 물론 부모 자식, 형제자매 사이처럼 가족에서부터 먼저 포옹을 실천하며 그 따뜻함을 서로 공유해나가면 어떨까요?

상담을 하다 보면 한 식구로 같은 집에 살면서도, 각자의 방이 '섬'인 것처럼 거리를 유지하며 따로 또 같이 사는 가족을 종종 보게 됩니다. 5명이면 5명, 4명이면 4명, 각자의 방에서 들어가면 나오지도 않고 서로 간섭 없이 사는 거죠. 그럴 때의 외로움은 혼자 살 때보다 더 큰 외로움일 것입니다. "우리 가족은 그게 더 편한데요?"라고 하는 사람들이 있을 수도 있습니다. 실제로 그런 형태의 가족 양상이 많아지고 있습니다. 겉으로는, 혹은 정말로 괜찮다고 생각할 수 있지만 마음 깊숙한 곳에서는 결핍 아닌 결핍이 싹트고 있을 가능성이 있습니다.

가족이 있지만, 가족으로부터의 정과 따뜻함은 없는 상태. 사실 이럴 땐 누구 한 사람의 용기 있는 다가섬과 포옹 한 번이 그 어떤 화합의 시도보다 강력하게 작용할 수 있습니다. 처음엔 좀 멋쩍고 몸에 닭살이 돋을 만큼 낯간지러운 일일 수 있지만, 그로 인해 터져 나오는 웃음, 서로의 눈 맞춤이 모든 걸 나아지게 해줄 겁니다.

반려동물과의 교감으로 옥시토신이 샘솟는다

저는 고양이 집사로, 고양이와의 따뜻하고 강력한 허그 에너지와 사랑의 교감을 충만하게 느끼며 지내고 있습니다. 집에 있는 고양이의 얼굴이 아른거려 어지간한 저녁 약속은 다 피하고 일이 끝나기 무섭게 귀가하는 집순이가 되어버렸는데요. 고양이 덕분에 일상이 얼마나 사랑으로 가득차고 든든하게 느껴지는지 모릅니다. 아침에 눈뜨자마자 옆에서 곤히 자고 있는 세상에서 가장 부드럽고 따뜻한 고양이 털을 쓰다듬어보신 적이 있나요? 그 아름답고 부드러운 생명체의 감촉을 한 번도 만져보지 못한 사람은 있을 수 있어도 한 번만 만져본 이는 없을 거라 확신합니다. 제 아침은 새초롬하면서도 고상한 고양이의 흐드러진 자태와 눈빛 그리고 골골송(고양이들이 기분이 아주 만족스럽고 좋을 때 내는 그릉그릉하는 소리) 덕분에 아름답고 우아하게 시작됩니다.

강아지의 충성스러운 의리와 선한 눈빛 또한 한번 빠져들면 다시는 헤어날 수 없는 마력을 지니긴 마찬가지입니다. 아무도 날 반기는 이 없어도, 아무리 내가 더럽고 못나고 구질구질해도, 내가 그 어떤 실수나 잘못을 저질러도 강아지들은 몇 년 만에 만난 사랑하는 이처럼 매일매일 나를 언제나 변함없이 반겨줍니다.

사실 함께 동거동락하는 모든 동물은 나에게 둘도 없는 든든한 친구이자 동반자이자 사랑 그 자체입니다. 우스갯말로 강아지가 집안 서열에서 남편보다 우위라고 말하기도 하고 이사 갈 때도 식구들은 반려동물 옆에 딱 붙어 있어야 버림받지 않는다고도 하더군요.

'개린이'라는 요즘 말에서 알 수 있듯이 강아지 유치

원, 호텔링도 성업 중입니다. 그리고 각종 반려동물의 보호자들이 모이는 사이트에 들어가보면 먹여야 할 사료, 주의해야 할 각종 질병 등 웬만한 어린아이 하나 키우는 것보다 더 성심성의껏 신경을 쓰고 정성을 다하는 경우가 비일비재합니다.

동물을 사람 키우듯, 아니 그보다 더한 애정과 성심을 다해 키운다? 이것이 과연 무슨 의미일까요? 그들이 우리에게 대체 불가한 무한 에너지를 선사하고 있고 우리와 교감을 하고 있다는 이야기일 것입니다. 그럼 대체 불가한 무한 에너지란 무엇일까요? 여러 가지가 있을 수 있지만 가장 대표적인 물질은 바로 옥시토신(oxytocin)입니다. 옥시토신은 그리스어로 '일찍 태어나다.'라는 뜻입니다. 옥시토신은 자궁의 수축을 도와 분만을 쉽게 이루어지게 하고, 일명 사랑의 묘약이라 하여 친밀감과 함께 정서적인 유대감을 형성시켜주는 역할을 합니다. 인간은 누군가와 사랑에 빠지거나 정서적으로 합일을 이룰 때 옥시토신이 분비됩니다.

이 호르몬은 우리에게 정신적, 신체적으로 여러 가지 유익한 영향을 미칩니다. 첫째는 앞서도 얘기했지만 사

5주간의 마음 처방전, 어김 정화

랑과 쾌락을 증진시켜 우리에게 행복감과 즐거움을 선사해줍니다. 둘째, 공포나 우울감 등의 스트레스를 감소시켜줍니다. 셋째, 자신감이 증대되며 타인에 대한 포용력도 늘어나서 인간관계는 물론 사회성에도 좋은 영향을 줍니다. 넷째, 부정적인 정서나 나쁜 기억을 줄여주고 긍정적인 정서를 증진해주는 효과가 있습니다.

이렇게 유익하고 우리의 삶을 풍요롭게 만들어주는 옥시토신을 우리는 아주 간단하지만 큰 마음을 내어야 하는 포옹 한 번으로 혹은 동물과의 따뜻한 교감을 통해 충분히 얻을 수 있습니다. 그리고 그 포옹의 효과는 세상에서 가장 빠른 치유제가 될 수 있습니다.

장이 편해야 얼굴도 핀다

긴장하거나 감정의 기복이 심할 때, 스트레스를 많이 받거나 불안함, 초조함 때문에 정서적으로 문제가 생길 때, 위 또는 장이 가장 먼저 반응하죠. 본인이 감당하기 힘든 일 또는 싫은 일을 접하게 되면 소화가 안 돼 체한다든가, 위장이 쓰리거나 하는 경험을 한 번씩 해보셨을 것 같습니다.

그런가 하면, 어린 시절 배가 아플 때 어머니가 따뜻한 손으로 배를 살살 문질러주거나 쓰다듬어주면 신기하게도 통증이 사라지고 편안하게 잠들었던 경험도 있을 겁니다. 감정이나 생각, 촉감 등으로 위장에 반응이 생기는 것은 단순한 플라시보 효과가 아닙니다. 실제로 장은 감정을 조절하는 역할을 합니다. 그래서 장을 두고 '제2의 뇌'라고 말하기도 하고 또 '마음의 연장선'이라고도 합니다.

스트레스가 암을 유발한다는 것은 이미 다들 알고 계실 겁니다. 마찬가지로 심리적인 게 원인이 되어 과민성 대장증후군이나 복통 등이 생기는 것도 같은 원리라고 봐도 무방합니다. 과민성 대장증후군을 일종의 정신질환이라고 얘기하는 사람들도 있을 정도죠. 그렇기 때문에, 변비, 설사, 복통, 소화불량, 위장장애 등의 증상을 치료하기 위해서는 우선 심리적인 문제를 먼저 해결하는 것이 중요합니다.

뇌와 장은 조화로운 상호작용이 일어나는 관계입니다. 이 둘 사이에 부조화가 일어나면 문제가 생깁니다.

장은 자율신경계와 밀접하게 연결이 되어 있기 때문에 뇌의 신경을 통해 정보를 얻습니다. 장에 문제가 생기면 뇌에 피드백이 전해지고, 그 결과 여러 가지 질병의 원인이 됨은 물론이고 우울증까지 초래하기도 합니다.

일본에서 대장내시경을 십수 년 동안 찍어온 의사가 쓴 글을 읽은 적이 있습니다. 얼굴 표정이 항상 굳어 있고 험악한 사람은 장도 딱딱하고 점막 주름이 불균형할 확률이 높다는 내용이었습니다. 반면, 표정이 온화하고 잘 웃는 사람의 경우 장의 상태도 온화하니 부드러울 확률이 높다고 하더군요. 심지어 대장내시경을 사용해 대장의 점막을 관찰하면서 관찰 대상자에게 대장암에 대해 언급하면, 본인이 그런 병이 발병한 줄 알고 순간적으로 대장 점막이 붉어지고 빠르게 수축하는 것을 관찰할 수 있다고 합니다.

장에 이상이 생기면, 소화제나 위산제 등을 먹어 증세를 없애는 게 우선이 아니란 사실을 알 수 있습니다. 지금 나를 괴롭히는 마음의 문제나 근심거리가 무엇인지, 그 원인이 무엇인지 파악하여 이를 해결하기 위한 행동을 하는 것이 더 시급합니다. 실제로 과민성 대장증후군 환자들을 접해보면 일반적인 약물 치료만으로는 별 효과를 못 보다가, 심리 치유나 스트레스 완화 기법 등을 함께 사용했을 때 회복이 빠른 경우가 자주 있습니다.

'행복과 안정의 호르몬'이라고 알려진 세로토닌은 안정감과 행복감을 증진시켜주며 기억력, 사고 기능, 수면, 식욕 등을 조절하고 심신의 면역력을 높여주는 등 아주 중요한 뇌 분비물질 중 하나입니다. 또한 장 운동과 감각, 신경물질 분비 등을 조절하여 소화기관이 정상적으로 작용하는 데 매우 중요한 역할을 합니다. 세로토닌이 잘 분비되지 않거나 부족하면 장의 운동 기능이나 감각 기능이 정상적으로 작용하지 않습니다. 또 이 수치가 떨어지면 우울증이나 화병, 불면증 등 스트레스성 질병에 시달리게 됩니다.

딱딱하게 굳은 배를 부드럽게 만져주면

세로토닌이 가장 많이 분비되는 곳은 어디일까요? 뇌 분비물질이니 당연히 뇌라고 오해할 수 있지만, 놀랍게도 뇌가 아니라 장에서 80% 이상 분비됩니다. 즉, 스트레스를 받으면 장내 환경이 불량해지고 장 기능도 떨어집니다. 면역세포 대부분은 장에서 생성되므로 이로 인해 면역력이 약해지는 것은 물론이거니와, 염증물질도 증가하게 되죠. 이 염증물질은 뇌세포의 파괴로까지 이어집니다. 치매를 유발할 수 있는 무서운 일입니다. 더불어 불안하고 우울하여 잠도 못 자게 되기 때문에, 삶이 병드는 것은 당연한 이치입니다. 사촌이 땅을 사면 배가 아프다는 말도 알고 보면 매우 심오하며 과학적이고 합리적인 속담인 셈이죠.

결과적으로 장이 건강하고 상쾌해야 우리의 기분이나 감정 그리고 면역력까지 건강하고 편안해집니다. 편안하고 건강한 배 속은 평화롭고 안정된 심리와 직결됩니다. 장이 행복하게 활동하고 세로토닌 분비를 충분히 할 수 있도록 저는 기본적으로 다음과 같은 방법을 실천하고 있습니다.

- 충분한 공복 시간 공급
- 신선한 제철 야채 섭취
- 규칙적이고 다양한 유산균 섭취

- 마음을 다스리는 명상이나 운동을 통한 근본적인
  스트레스 개선
- 배를 따뜻하게 해주고 마사지 해주기

장내 트러블을 겪고 있는 분들을 보면 대부분 배가 차 갑거나 딱딱합니다. 긴장감, 우울한 감정들이 장을 굳어 지게 만들고 있는 것이죠. 이럴 때, 핫팩이나 찜질팩 등 을 사용하여 배를 따뜻하게 만들어주고 따뜻해진 상태 에서 배를 부드럽게 마사지하는 것을 권합니다. 중요한 것은, 배를 어루만지면서 본인에게 전하고 싶었던 메시 지나 "좋아질 거야. 부드러워질 거야. 편안해질 거야."라 고 소리 내어 말하는 것입니다.

예민한 성격으로 오랜 시간 과민성 대장증후군에 때 때로 만성 변비까지, 조금만 잘못 먹어도 배가 아프고 가 스가 찬다고 호소하던 환자분이 계셨습니다. 식사 패턴 을 살펴보아도 크게 문제가 없었습니다. 그러나 상담을 통해, 이 환자분이 살이 찔까 봐 늘 노심초사하고 계셨다 는 것을 알게 되었습니다. 먹을 때마다 "이걸 먹으면 배 가 너무 불러서 소화가 안 될거야.", "또 화장실을 못 가면 어쩌지?", "안 먹으면 살이 안 찔 텐데 괜히 먹나?"라고 습관적으로 되뇌며 위와 장에 너무 많은 스트레스를 주고 있었습니다. 그래서 먹는 족족 소화가 잘 안 되고 배가 빵빵한 거였죠.

그녀의 배는 매우 딱딱하고 차가웠습니다. 안타깝고 딱한 마음에 살살 쓰다듬으며 스스로의 배에게 늘 수고하느라 감사하다는 말을 전하도록 했습니다. 그리고 딱히 어떻게 하려 하지 말고 편히 내버려두라고 말씀드렸습니다. 따뜻한 물을 자주, 많이 섭취하면 좋겠다고 덧붙였고요.

그러는 사이 정말 신기하게도 딱딱하게 굳어 있던 배가 부드러워지며 꾸룩꾸룩 하더니 다시 조용해지며 안정을 찾기 시작했습니다. 환자분도 매우 놀라며 사실 하루에 물을 한 컵도 잘 안 마신다고 실토하셨습니다. 따뜻한 물과 편안함이 너무 필요하고 그리웠던 환자의 위장은 제 따뜻한 손길과 말 한마디에 기다렸다는 듯 바로 반응한 듯했습니다.

우리 몸은 절대 거짓말을 하지 않습니다. 장 마사지만 잘해주어도 몸과 마음이 편안해지고 세로토닌이 풍부한, 행복하고 건강한 삶을 살 수 있습니다.

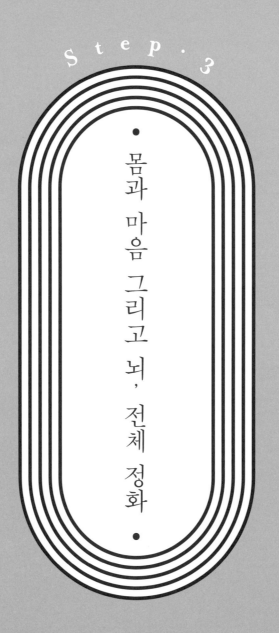

Step · 3

몸과 마음 그리고 뇌, 전체 정화

우리의 몸은 정원이요,
우리의 의지는 정원사다.

윌리엄 셰익스피어
William Shakespeare

몸의 정화 $^{body\ detox}$

머리끝부터 발끝까지 제대로 아는 것 _____

내 몸이라고 해서 내가 원하는 대로 할 수 있다고 생각하는 것은 착각입니다. 나도 모르게 마음에 따라 몸이 반응하기도 하지만 또 몸에 따라 나의 마음이 작용하기도 합니다. 짝사랑하는 사람에게 달콤한 인사를 받게 되면 아무리 감추려고 해도 얼굴이 발그레해지고 심장이 쿵쾅거리죠. 반대로 기분이 좀 가라앉아 있다가도 일부러 자꾸 웃고 몸을 활력 있게 움직이면 덩달아 마음도 좀 밝아지기도 합니다. 몸과 마음이 균형이 조화롭게 이루어질 때, 건강한 삶을 향해 갈 수 있음은 두말하면 잔소리겠죠.

스트레스를 받으면 자율신경계는 균형이 깨집니다. 자율
신경은 내 의도대로 조절할 수 없고 말 그대로 자율적으
로 작동하는 신경입니다. 호흡, 순환, 대사, 소화, 생식 등
은 무의식적으로 기능합니다. 이 자율신경은 기능적으로
서로 다른 두 종류의 신경으로 각 기관을 지배하는데 교
감신경(sympathetic n.)과 부교감신경(parasympathetic n.)
입니다.

상담을 받으러 오는 환자분들 대부분은 검사를 해보면
교감신경이 너무 항진되어 있거나 혹은 부교감신경은 지
나치게 다운되어 있는 등 균형이 깨져 있습니다. 교감신
경이 항진되어 있으면 혈압이 상승하고 심박이 증가하
고, 쉽게 화가 나거나 예민해지고 계속해서 머리가 아프
며 흥분 상태 등이 지속된다. 교감신경은 위급한 상황에
서 몸에 비상벨을 울려 그에 대비하도록 만들기 때문입
니다. 그 반대의 경우(교감은 다운되고 부교감이 항진될 경우)는
우울하거나 매사 의욕도 없고 기립성 저기압, 무기력, 과
민성 대장증후군 등을 겪는 경우가 많습니다.

자율신경계의 안정된 균형이 건강의 기본이라고 해도 과언이 아닙니다. 두 신경은 시소와 같은 관계이므로 하나가 너무 항진되면 다른 한쪽을 활성화시켜 균형을 맞춰주는 방식을 택하는 것이 효과적입니다. 사실 명상이나 뉴로피드백, 마인드컨트롤 등도 이 자율신경계의 균형을 맞춰주는 치료법입니다. 또한 충분한 숙면과 휴식, 편안한 음악을 듣고 따뜻한 차를 마시면서 햇볕 산책 등을 하는 것도 몸을 스스로 잘 다스리고 육체를 돌봄으로 심신에 도움이 되는 회복을 이룰 수 있는 방법입니다. 이처럼 우리 몸은 나도 모르게 나의 생활 전반에 다양한 영향을 미치며 늘 무의식적으로 작동하고 있습니다. 그러므로 부정적인 스트레스 요인들을 조절하여 몸을 정화하는 행위는 매우 중요합니다.

햇볕 산책: 세로토닌을 올린다

우리 몸은 때에 따라서 기분을 조절하는 물질을 분비합니다. 설탕을 뿌리면 단맛이, 소금을 부리면 짠맛이 나

듯, 뇌에서 어떤 신경물질이 분비되느냐에 따라 우리의 기분은 달라집니다. 낯선 이성을 보고 첫눈에 강하게 끌릴 땐, 짜릿한 흥분을 느끼게 되는데 이는 도파민이라는 신경물질이 분비되기 때문입니다. 또 오래 함께한 부부가 친밀하게 지낼 때 느껴지는 편안함과 따뜻한 행복감은 세로토닌이라는 신경물질이 분비되기 때문입니다. 이 둘은 모두 우리의 감정을 조절하는 물질이지만 조금씩 다르죠. 경쟁에서 승리하거나 게임 등을 즐길 때는 느끼는 쾌감은 도파민이, 일상으로부터의 안락함, 감사하는 마음, 만족감 등은 세로토닌에 의한 것입니다.

우리는 여기서 세로토닌을 좀 더 알아보겠습니다. 앞서 몇 번 등장했던 이 세로토닌이 분비될 때는 소소한 행복감으로 마음이 안정되는 것은 물론이고, 육체적인 면역력도 증진됩니다. 스트레스에 항상 시달리고 있는 현대인들에게는 세로토닌이 꼭 필요합니다. 세로토닌을 충분히 분비시키는 것은 행복하고 건강한 생활로 가는 최고의 방법이라 할 수 있습니다.

세로토닌을 증대시키는 가장 효과적인 방법은 '햇볕 산책'입니다. 햇볕을 받으며 산책하면 가벼운 유산소 운동이 되는 것과 동시에 세로토닌이 왕성하게 분비됩니다. 특히 햇볕은 잘 아시다시피 비타민D를 생성해주죠. 한국 사람들 10명 중 7~8명은 비타민D가 부족하다고 합니다. 비타민D는 인체의 면역력을 증진시켜주고 뼈를 건강하게 만들어주는 중요한 영양소로, 부족하면 근육통과 몸살 증세, 피로감 등이 나타납니다.

햇볕을 쬐며 산책하는 것은 비타민D의 합성과 세로토닌 분비 두 마리 토끼를 다 잡게 도와줍니다. 가을이 되면 남자들이 우울해진다든지, 계절성 우울증이라든지, 이런 것들이 사실 다 햇볕과 관련이 있는 이야기입니다.

오래전, 시애틀에 2주 정도를 다녀왔는데요. '시애틀의 잠 못 이루는 밤'이라는 영화가 왜 나왔는지 이해가 가더군요. 제가 방문했을 때가 가을과 겨울 그 중간 정도였는데 매일 비가 부슬부슬 내리고, 날씨는 을씨년스러웠습니다. 무엇보다 햇볕이 쨍하게 비추지를 않으니 이건 뭐 아침에 눈을 떠도 아침인지 오후인지 잘 모를 정도로 어두컴컴해 자다 깨다를 반복했습니다. 그러기를 일주일 정도 지나니 아무 의욕도 없고 몸은 축축 늘어지고 기분도 울적해지는 것이, 빨리 일 끝내고 한국에

가고 싶다는 생각밖에 안 들었죠. 시애틀이 왜 미국에서 우울증 1위 도시가 되었고, 스타벅스 1호점이 있는지를 충분히 알고 돌아왔습니다.

햇볕 산책은 일상에 행복 바이러스를 고조시켜주는 최고의 영양제입니다. 요새는 미세먼지에 또 바이러스까지 유행하여 마스크를 꽁꽁 매고, 자외선 차단제까지 꼼꼼하게 발라 햇볕을 완벽하게 차단하고 다니는 게 일상화되었습니다. 그래도 점심 식사 후 10~20분 동안만이라도 햇볕에 팔다리를 내놓고 '식후 공짜 보약 시간'이라는 생각으로 가볍게 걸어보세요. 물론, 건강상 마스크 착용은 어쩔 수 없지만요. 걷는 시간 동안 오늘의 작지만 즐거운 일, 주위 사람에 대한 고마움, 일상에서 누릴 수 있는 소소한 기쁨 등에 대해 떠올려보는 것도 좋습니다. 일주일에 한두 번씩 가벼운 햇볕 산책만으로도 우울증이나 화병, 만성 피로는 먼 이야기가 될 수 있습니다.

햇볕 산책이 어렵다면, 비타민D를 충족해줄 수 있는 영양제를 복용하는 것도 좋습니다.

물을 충분히 마셔주는 것이 건강에 좋다는 건 우리 다 아는 사실입니다. 그런데 종일 500ml 마시는 것도 쉽지 않죠. 왜 그럴까요? 일단 '맹물'을 마시는 게 딱히 당기는 일은 아닙니다. 맛이 별로 없기 때문이죠. 맹물이 맛이 있었다면 물 마시라고 이렇게 강조하지 않아도 다 알아서 잘 마셨을 겁니다. 물 마시는 게 잘 안 되는 이유는 습관이 붙어 있지 않기 때문이기도 합니다. 아침에 눈뜨자마자 물을 마시는 사람들은 이미 그것이 습관이 되어 있습니다. 식사 후에 습관처럼 물 한 컵 따라 마시는 것처럼요.

자, 그럼 방법이 나왔네요. 건강한 물을 충분히 섭취하기 위해서는 물맛을 좀 맛있게 하고, 물 마시는 습관을 들이는 연습을 하면 됩니다.

그럼 물맛을 어떻게 좋게 만들 수 있을까요? 허브나 말린 과일 등을 이용하면 좋습니다. 민트, 로즈마리, 라벤더 같은 허브나 사과나 귤 혹은 생강, 레몬, 계피 등을 말린 편을 물에 한두 쪽 첨가하는 것입니다. 물론 이것은 온전한 섭취 방법이 아니기 때문에 영양학적으로 엄청난 메리트가 있거나 하진 않습니다. 하지만 물 섭취량을 평소보다는 분명히 늘려줄 수 있습니다.

그다음으로는 물 마시는 방법을 습관화하는 것인데요. 저는 상담 치료를 할 때 "아침에 눈뜨면 가장 먼저 하는 일이 무엇인가요?"라고 묻는 편입니다. 대부분 찬물을 시원하게 쭉 들이킨다거나, 바로 욕실로 직행해 씻는다는 대답이 돌아옵니다.

이때 권해드리는 게 '음양탕(陰陽湯)'입니다. 음양탕이라고 하면 대단히 거창한 한약인가 이렇게들 생각하시는데 사실 그냥 미지근한 물입니다. 먼저 뜨거운 물을 컵의 3분의 1 정도 채우고 그다음 찬물로 나머지 3분의 2를 채웁니다. 그러면 마시기 편한 미지근한 물이 되는데요. 이 물을 천천히 음미하듯 한 컵을 마셔주면 끝입니다. 간단하지만 순서는 반드시 지켜주세요. 뜨거운 물이 아래로, 찬물이 위로.

이는 우리 몸의 수승화강(水昇火降) 원리를 이용한 것입니다. 신체의 차가운 기운이 머리 위로 올라가고, 따뜻한 기운이 배꼽 아래로 내려가면 만병이 사라지고 장수할 수 있다고 합니다. 그런데 대부분의 현대인들은 이것을 반대로 하고 있죠. 스트레스로 허덕이다 보니 화기(火氣)가 항상 상기되어 있습니다. 화기가 상기되면 두통이 생기고 머리와 목도 뻣뻣해집니다. 눈도 침침해지고 머리카락은 자꾸 빠지며 입은 자주 바짝 마릅니다. 그러면 속이 타니깐 찬물을 찾게 됩니다. 따듯해야 할 배는 점점 더 차가워지고 손발도 더불어 차갑게 되어 번열만 나는 상태가 되는 것입니다.

이렇게 거꾸로 돌아가고 있는 우리의 수기(水氣)와 화기(火氣)를 제대로 돌려주는 것은 매우 중요한 임무입니다. 이를 가장 효과적이면서 간단하게 도와줄 방법이 바로 음양탕이죠. 과거 인디언들의 지혜를 다룬 책을 보면 인디언 의사들은 사람을 치료할 때 물 한 잔으로 정성을 다했습니다. 물 한 잔에 그 사람의 치유를 기원하는 메시지를 적어두고 밤새 달빛이 잘 비추는 곳에 모셔두었다가 다음 날 그 물을 약으로 처방해준 것이죠.

화가 나거나 열 받는 상황에서 찬물을 벌컥벌컥 마시면 속은 자꾸 냉해지고 겉은 번열만 돌아 심성이 더욱 예민해지게 됩니다. 그럴 땐, 천천히 심호흡하며 음양탕을 음미해보십시오. 음양탕의 효과를 본 경우로는 지긋

지긋한 알르레기 비염에서 벗어난 사람, 탈모가 완화된 사람, 우울증이 경감된 사람 등 다양합니다.

　음양탕은 그깟 물 한잔이 아니라, 나를 살리는 공복의 '보약'이라는 점을 명심해주세요.

_____ **반신욕: 체온의 균형을 잡는다**

반신욕이 다이어트에 효과가 있고 각종 질병도 예방해 준다고 하여 한때 유행한 적이 있습니다. 저도 반신욕 예찬론자입니다. 일상에서 가장 좋아하는 힐링 포인트 이기도 합니다. 따뜻한 물에 몸을 담그고 편안하게 앉아 있으면 신선놀음이 따로 없거든요. 노곤했던 몸을 일으 켜 시원한 공기를 쐬면, 그만큼 상쾌한 것도 없습니다.

　앞서 얘기했듯 우리 인체는 수승화강, 즉 머리는 차갑 고 하체는 따뜻해야지 건강한 상태가 유지됩니다. 그러 나 대부분 머리는 뜨겁고, 하체는 차가운 상태인데요. 이 런 상태가 오래 지속되면 만병의 근원이 됩니다.

　이때 반신욕을 해주면 체온의 균형이 잡힙니다. 전신

의 혈액순환이 활발해지고 신진대사가 촉진되어 수족냉증에 도움이 되고, 특히 배가 차가운 사람들에게 좋습니다. 몸이 무겁고 붓고 찌뿌둥한 사람들도 부드럽게 이완됨을 느낄 수 있고, 동시에 개운한 효과를 볼 수 있습니다. 물에서 나와 가벼운 각질 제거나 혹은 부드러운 솔로 브러싱을 해주면, 몸에 적당한 자극이 되어 노폐물과 독소가 제거됩니다.

반신욕은 30분 이내로 길지 않게 해주는 것이 중요합니다. 본인 취향에 맞는 아로마 오일이나 쑥, 한약제, 녹차 혹은 약간의 청주 등을 입욕제로 첨가하고 잔잔한 음악까지 곁들인다면 피로 회복은 물론 스트레스도 해소되는 마인드 테라피의 효과도 얻을 수 있습니다.

평소 혈압이 높거나 어지럼증, 빈혈이 있는 분들은 주의가 필요합니다.

_____ **스트레칭: 몸과 마음을 부드럽게 편다**

스트레칭은 무병장수에 필수입니다. 보통 스트레칭은

본격적인 운동을 하기 전 워밍업 단계로 가볍게 한다고 알고 있지만, 사실 운동이나 어떤 동작을 하기 전에 무엇보다도 중요하게 해야 할 필수 과정입니다. 또 그 자체만으로도 많은 효과가 있습니다.

명상 클래스를 운영할 때, 수강생들과 항상 스트레칭 시간을 먼저 갖습니다. 15분 정도의 짧은 시간이지만 이 시간을 통해 수강생들의 노화 정도나 건강 상태, 자세의 불균형 등을 체크하기도 합니다. 저도 스트레칭을 하면서 얼마나 몸이 굳어 있는지 스스로 확인합니다. 유연성은 다른 어떤 기능보다 노화와 직결되어 있습니다. 어린아이가 뻣뻣하게 굳어 있는 것을 보셨나요? 어린아이들은 마치 연체 동물처럼 아주 부드럽고 유연하죠. 우리가 얼굴을 안 보고 저 멀리서 걸어오는 모습만 보아도 그 사람이 나이든 사람인지 젊은 사람인지를 구별할 수 있는 것은 실루엣이 부드럽냐 딱딱하냐의 차이가 있기 때문입니다.

여기서 짚고 넘어가야 할 것은 어린아이들은 몸만 유연한 게 아니라 몸만큼이나 사고의 폭과 마음도 매우 유연하고 흡수력이 뛰어나다는 점입니다. 즉, 나이가 들고 몸이 굳어질수록 생각도 함께 굳어간다는 것입니다. 몸이 굳어지면 나의 마음과 사고도 그만큼 융통성이 없어집니다.

스트레칭은 우선 혈액순환을 원활하게 도와주어 근육을 편안하게 이완시켜주고 근력을 향상시킵니다. 그리고 신체세포들을 재생하고 우리 몸의 균형을 회복해줍니다. 균형감각이 회복되면 자세가 교정돼 낙상 사고나 구부정하거나 어정쩡하게 보이는 것을 방지해줍니다. 또한 스트레칭은 근섬유를 사용하기 때문에 동작 폭도 크고 사용하지 않던 근육에 기분 좋은 자극을 주어 열량 소비량이 많아 생각보다 다이어트에도 효과적입니다. 무엇보다 스트레칭의 가장 유익한점 중에 하나는 신경과 근육을 풀어주어 스트레스를 해소해주고 나아가 평온한 안정감을 느낄 수 있다는 것입니다.

몸과 마음 그리고 뇌, 전체 정화

─────────────── 카페인: 넘치면 모자람만 못하다

커피는 약도 되고 독도 됩니다. 커피 안에 들어 있는 카

페인을 떠올리면, 우리의 뇌를 각성시키고 잠을 깨게 하여 활력을 불어넣어주는 물질이라고 생각하는 분들이 많을 텐데요. 사실 각성물질을 직접적으로 공급하는 것이 아니라 멜라토닌과 함께 수면을 관장하는 물질 중 하나인 아데노신이 수용체에 흡수되는 것을 막아 정신을 깨어나게 하는 것입니다. 즉, 졸음물질을 방해함으로 졸음을 쫓아내는 것이죠.

커피를 자신의 몸에 맞게 적절히 마시면 항산화 성분인 각종 폴리페놀 덕분에 건강 증진에 도움이 되고, 뇌에 활력을 주어 신진대사가 활발해집니다. 이때 이뇨작용이 촉진되고 기분이 좋아집니다.

그러나 다량을 장시간 복용할 경우 '카페인 중독'을 초래할 수도 있습니다. 어떤 중독이든 유해물질에 의한 신체적 증상이 나타나기 때문입니다. 카페인 중독은 짜증, 불안, 신경과민, 불면증, 두통, 심장 두근거림 등을 야기할 수 있고, 술, 담배, 마약류 등과 같이 정신적 의존을 부르는 습관성 중독을 일으킬 수 있습니다.

카페인에 중독되면 커피를 마시지 않았을 때, 무기력하고 정신이 차려지지 않으며 피로, 두통 등의 증상이 생깁니다. 심지어 카페인을 끊었을 경우, 금단 증상까지 생기게 되는데 커피에 대한 갈망이 커지다 못해 근육통이나 두통, 피로, 멍함 등의 증상이 나타납니다.

그러나 향과 맛 그리고 다양함까지 매력을 두루 지닌 커피를 거부하는 삶이란 무미건조하고 가혹하죠. 이런 때야말로 절충이란 게 필요합니다.

1. 알코올 해독 능력이 각자 다르듯, 분명 카페인에 대한 내성도 사람마다 다릅니다. 카페인에 대한 내 몸의 반응 상태를 정확히 파악한 후 하루 적정량을 정하는 것이 좋습니다.

2. 카페인은 커피뿐 아니라 피로 회복제, 청량 음료, 기능성 음료, 진통제 등에도 들어 있습니다.

3. 오전 빈속에 혹은 식후 바로 마시는 것보다, 공복이 아닐 때와 식후 30분 정도 지나서 마시는 것이 좋습니다.

4. 하루에 커피 한 잔만으로도 우리의 정신을 향상시키기에 충분합니다.

5. 카페인을 해독하고 싶은 경우, 갑자기 커피를 끊으

면 금단 증상으로 고통스러울 수 있습니다. 갑자기 중단하는 것보다는 점차 횟수나 양을 줄이고 디카페인 커피와 일반 커피를 섞어 마시는 등 단계적으로 줄여나가는 것이 좋습니다.

6. 커피를 마신 만큼 물을 충분히 섭취해야 합니다.

_____ **밀가루와 설탕: 줄이면 줄일수록 좋은 것**

중독은 유해물질에 신체가 중독되는 '신체 증상으로서의 중독'과 알코올이나 마약 등 '정신적으로 의존성이 생기는 중독'으로 나눌 수 있습니다. 정신적 의존성이란 결국 '습관성'과 비슷한 개념입니다. 그것을 취하지 않으면 감정적으로 참을 수 없을 정도로 불안하고 불편해지며 계속해서 찾게 되는 것을 말하죠. 담배나 알코올, 카페인, 심각하게는 마약류나 약물 등을 예로 들 수 있습니다. 인터넷, 스마트폰, 쇼핑 중독 등도 사회적으로 심각한 문제입니다.

그런데 이보다 더 심각한 중독이 우리의 생활에 만연

하게 퍼져 있습니다. '단 음식'에 들어 있는 당분입니다. 스트레스를 많이 받고 우울하면 달달한 케이크나 과자, 초콜릿 등이 당깁니다. 또 빵이나 피자, 파스타, 라면 등 탄수화물이 먹고 싶어집니다.

음식 섭취는 신경전달물질의 형성과 활동에 영향을 미칩니다. 탄수화물은 일시적으로 세로토닌을 높은 상태로 유지하게 합니다. 그것은 차분함과 편안함 더불어 짜증, 분노, 스트레스 등을 완화시킬 수 있죠. 즉, 스트레스로 너무 힘들고 고통스러운 뇌는 살기 위해서 당을 필요로 하는 것입니다. 마치 진통제가 필요하듯이 말이죠.

혈액 속에 당분이 들어가는 순간 포도당으로 전환된 에너지는 당 수치를 급상승시키며 스트레스와 과로로 지친 우리의 뇌를 순간적으로 안정시킵니다. 그러나 이것은 악순환을 불러일으킨다는 것이 문제입니다.

급속도로 당 수치가 상승하면 인슐린이 폭발적으로 분비되면서 점점 더 단 음식을 원하게 되고 이런 일이 반복되면 결국 인슐린이 제 기능을 못 하고 망가지게 됩니다. 이때 생기는 질병이 바로 당뇨병, 고혈압, 뇌졸중 등입니다.

음식 그리고 정체 건강

이렇게 혈당수치를 높이는 음식들은 독이나 마찬가지라는 것을 상기하고 있어야 합니다. 대표인 음식은 빵, 파스타, 시리얼, 케이크, 라면 등 정제된 흰색 밀가루로 만든 음식과 액상과당과 설탕이 많이 들어간 단 음식입니다.

물론 이런 것들을 전혀 먹지 않고 산다는 것은 거의 불가능합니다. 그러나 알고 나서 조금이라도 주의하고 줄이도록 노력하는 것과 무지한 채 마구 섭취하는 것은 다릅니다. 후자는 '난 그냥 이대로 먹다 죽을래요.'라는 것과 같습니다. 그냥 그대로 먹고 살 수는 있습니다. 하지만 삶의 질은 극명하게 달라질 것입니다.

_____ **안티 보디 버든: 깨끗이 하려다 더 오염된다**

우리의 일상을 가만히 보면 그야말로 환경호르몬이 범벅이라고 해도 과언이 아닙니다. 눈뜨면 대부분 욕실로 직행하여 세정제나 비누 등을 사용하고, 샴푸를 이용하여 머리도 감습니다. 그리고 피부를 위해 이것저것 화장품을 바르고 자외선 차단제까지 완벽하게 발라줍니다. 이미지를 위해 향수를 뿌려주거나 미스트, 데오드란트 등으로 뽀송한 마무리를 합니다. 그러고는 출근하면서 테이크아웃으로 종이컵에 가득 담긴 커피를 플라스틱 뚜껑으로 덮어 마십니다. 점심 식사 후에는 시원한 아이스커피를 플라스틱 빨대로 쭉 들이킵니다. 사무실에 들어와서는 손소독제로 손을 닦고 책상에 앉습니다. 퇴근 후에는 삼겹살 집에 가서 친구들과 알루미늄 호일에 구운 삼겹살과 함께 찌그러진 양은 냄비가 한껏 식욕을 돋우어주는 김치찌개로 맛있는 저녁을 먹습니다. 집에 돌아와 옷에 밴 고기 냄새를 제거하기 위해 탈취제를 칙칙 뿌려둔 후 씻습니다. 세안 후 에센스를 잔뜩 머금은 팩을 얼굴에 붙이고 향기로운 향초를 피워둔 채 잠이 듭니다.

이렇게 하루를 나열하고 보면, 현대인들은 일상은 매 순간 환경호르몬에 노출되어 있는 듯합니다. 문제는 이렇게 나의 편리함과 청결함, 즐거움을 위해 사용하는 물질들이 몸에 흡수되면서 환경호르몬이 체내에 쌓이는 것입니다. 환경호르몬은 한번 쌓이면 1차적으로 나에게 피해가 나타나기도 하지만 이는 쉽게 배출되지 않아 다음 세대에게까지 대물림될 수도 있습니다.

대표적으로 향수나 매니큐어, 스프레이 등에 들어 있는 프탈레이트, 화장품이나 비누, 탈취제(데오드란트 포함) 등에 들어 있는 트리클로산, 늘 먹고 마시는 플라스틱 용기와 캔 용기에 들어 있는 비스페놀, 대표적인 방부제 파라벤 등이 화학적 스트레스를 일으키는 환경 독소입니다. 이들은 우리 몸속 호르몬을 교란시키고 내분비계에 이상을 일으켜 불임이나 난임, 각종 암 그리고 두뇌 발달과 성호르몬에까지 문제를 일으킵니다.

이렇게 서술해놓고 보니 정말 무시무시한 공포를 조성한 거 같지만, 그보다는 분별 인식을 가지고 조심하자는 의미입니다. 물론 우리의 편리함과 용이함을 위하여 어쩔 수 없는 부분도 있습니다. 예를 들어 파라벤 같은 경우는 화장품의 변질을 막고 처음 생산된 품질 유지를 위한 필수 요소이기도 합니다. 파라벤 프리라고 광고해놓고는 다른 대체물질이 더 많이 들어 있을 수도 있고 오히려 이러한 점을 천연이라는 마케팅으로 악용하여 알 수 없는 성분을 넣을 수도 있습니다. 수십 년 동안 연구하고 개발하여 생산하고 임상을 통해 출시된 화장품을 무조건 파라벤이 있고 없고의 단순한 기준으로 거부하거나 현혹될 일은 아니라고 봅니다.

　단지 우리는 그만큼 경각심을 가지고 허용 기준을 잘 살펴보고 지금 당장 아름다워지려는 욕심으로 과다하게 사용하거나, 편리함을 위하여 습관적으로 하는 무분별한 선택을 피해보자는 겁니다. 이렇게 일정 기간 동안 바르고 먹고 마시는 것들을 통해 체내에 쌓인 유해물질의 총량을 '보디 버든(body burden)'이라고 합니다.

몸과 마음 그리고 '전체 정화'

보디 버든을 예방하고 줄이는 방법

•

- 피할 수 없는 최소한의 것들은 받아들이되 이러한 독소를 근본
  적으로 해독하는 간의 기능이 잘 돌아갈 수 있도록 노력해주는
  것이 중요합니다. 미역, 파래, 브로콜리, 녹두, 우엉, 팥 그리고
  싱싱한 계절 야채, 해초류 등 간 해독에 좋은 음식과 영양분을
  충분히 섭취해주고 신선한 물을 자주 마셔줍니다.

- 텀블러나 개인 컵, 장바구니 등을 갖고 다니며 무심코 낭비하는
  플라스틱 일회용품 등을 생활 속에서 줄여나가야 합니다.

- 빨래 세제와 섬유유연제, 주방 세제 등은 베이킹파우더, 과탄산
  소다 등으로 대체해도 충분합니다. 하지만 그게 바로 적응이 안
  된다면 양을 3분의1로 줄여봅시다. 우리가 생각하는 것보다 훨
  씬 적은 양으로도 충분히 일상의 때는 지워지고 깨끗해질 수 있
  습니다.

- 샴푸 따로, 보디 클렌저 따로, 폼 클렌저 따로 쓰기보다는 잘 숙성된 천연 오일이나 비누 하나로도 충분합니다. 머리끝부터 발끝까지 얼마든지 깨끗하고 상쾌하게 세정할 수 있습니다. 보디 클렌저만 끊어도 우리 피부가 얼마나 편안해지고, 당기고 건조하여 가려운 증세가 사라지는지 느껴보십시오.
- 얼굴과 몸에 바르고 손톱과 머리에 가해지는 제품들을 최소한으로 사용합니다.
- 향수, 향초, 디퓨저, 탈취제 등을 사용할 때 한 번 더 생각하고, 정 써야 할 때는 한 번만 사용합니다. 환기는 필수입니다.
- 생활용품과 개인 위생용품 등을 사용할 때에는 포장과 디자인, 가격도 중요하지만 성분에 대해서도 생각해봅니다. 예를 들어 플라스틱을 부드럽고 유하게 만들어주는 화학첨가제 프탈레이트는 플라스틱 장난감이나 플라스틱 빨대나 일회용품은 물론 향수, 매니큐어 심지어 매일 쓰는 전기 코드 등 유연성이 있는 모든 플라스틱에는 들어 있다고 보면 됩니다. 다행히 화장품은 물론 2021년 1월 1일부터는 모든 프탈레이트계 유해물질을 전자제품 제작에 사용하지 못하도록 규제한다고 합니다.

주변 정리: 나를 포함하고 있는 공간의 질

우울하거나 스트레스를 극도로 받게 되면 무기력해지다 보니 집을 정리할 여력이 없습니다. 그러다 보면 짐이나 버려야 할 물건들이 하나둘 쌓여 나중에는 혼자의 힘으로는 어찌하지 못할 정도의 상태가 되기도 합니다. 특히 요즘은 스트레스를 물건 구매로 푸는 사람들이 많습니다. 예전보다 훨씬 쉬운 구매 루트, 수백 가지가 넘는 쇼핑몰, SNS에서 무심결에 다가오는 많은 광고들의 유혹도 강해졌고 소비를 하면서 느끼는 쾌락은 나의 욕구를 작든 크든 해소해주기 때문입니다. 사는 순간의 그 쾌락만 느끼고 있는 건 아닌지, 집에 뜯지도 않은 택배 상자가 있진 않은지 한번 되돌아볼 필요가 있습니다.

예전에 집을 고쳐주는 프로그램에 패널로 참여한 적이 있었습니다. 그때도 가장 많은 의뢰인들의 고민이 바로 '저장 강박증'으로 인해 짐에 치여 사는 것이었습니다. 저장 강박증은 마음의 병입니다. 어느 날 갑자기 발병하는 것이 아니라, 어떤 사건이 계기가 되어 우울증과 같은 정신적 질병들과 함께 나도 모르게 서서히 생겨납니다. 어떤 어머니는 밖에서 쓰레기 같은 온갖 물건들을 주워 와 집에 쌓아두셨습니다. 왜 그런가 하고 그 어머니의 상황을 살펴보니, 집안 식구들이 아무도 자신에게 관심을 주지 않고 각자 자기 생활만 하고 있었습니다. 자신에게 말을 걸어주고 관심을 가질 때는 오직 물건을 주워 올 때뿐이었던 것입니다. "왜 그런 물건을 가지고 오냐, 그건 어디에 쓰려고 하냐." 등 타박과 비난 일색이었지만, 그것조차 관심이었기 때문이죠.

그런가 하면 어떤 분은 남편이 돌아가신 이후부터 남편 물건들을 하나도 버리지 못하고 쌓아두기 시작했습니다. 그러다가 다른 물건들까지 쌓아두고 그 속에 파묻혀 사는 바람에 손자손녀가 놀러 와도 자고 갈 공간이 없는 경우도 있었습니다. 그 외에 스트레스를 쇼핑으로 풀면서 본인이 무얼 주문했는지, 집에 있는 건지 없는 건지조차 모르고 습관적으로 폭식하듯 인터넷 쇼핑으로 물건을 쌓아놓는 사람 등 물건에 치여 기본적인 생활이 안 되는 사람들이 매우 많았습니다.

그때 제가 처음 만나게 된 새로운 직업이 있었는데, 바로 '정리 컨설턴트'였습니다. 저 같은 사람이 의뢰인

물건 정리, 그 전에 마음 정리

이 왜 저런 상태가 되었는지에 대한 심리 진단과 치유를 담당하였다면, 정리 컨설턴트 전문가는 정말 도저히 치울 수 없을 것 같았던 집을 마법처럼 깨끗하게 정리해주는 역할을 담당했습니다. 정리 컨설턴트가 정리를 마친 집을 보면 제 속도 함께 시원해지는 것은 물론이거니와, 의뢰인들의 심리 상태도 한결 깨끗하고 해독되며 치유되는 것을 보았습니다.

자신이 거주하고 있는 공간에 대한 정리정돈은 물리적인 환경의 영향뿐 아니라 인간의 육체적인 건강과 심리적인 상태에 매우 중요한 영향을 줍니다. 현대인들에게 가장 중요한 풍수의 요소는 깨끗하고 간결하게 정리정돈된 집, 여백의 미를 살려 여유를 돌릴 수 있도록 정리된 공간이라고 생각합니다. 나의 거주 환경, 작업 환경, 주변 환경이 여유롭고 깨끗하게 정리되면, 복잡하고 심란했던 몸과 마음이 한결 편안해짐을 느낄 수 있습니다.

우리가 무심코 자주 하는 말 중에 "생긴 대로 논다, 꼴값한다."라는 말이 있습니다. 살다 보면 옛말치고 참 그른 것이 없다라는 생각이 듭니다. 근데 요새는 하도 기술들이 좋아져서 가끔은 "그 사람 참 알다가도 모르겠어, 생긴 건 그렇게 안 봤는데 의외네."라는 탄식이 나올 일도 있기는 합니다.

여기서 말하는 꼴값이라는 것은 얼굴값을 한다는 것입니다. 더 정확히 얘기하면 '얼'은 나의 정신의 줏대, 마음, 영혼 등을 의미하고 '굴'은 형태나 꼴을 의미한다고 봅니다. 그렇다면 얼굴에는 나의 얼 정신과 형태가 모두 함께 나타나니 사실 얼굴은 내 인생의 축소판인 소우주라고 해도 과언이 아닙니다.

그러다 보니 예부터 사람의 얼굴을 보고 성질이나 운명 등을 얘기하는 관상학(觀相學)이 중요시됐던 거 같습니다. 지금도 연말이나 연초 시즌에 인기가 많은 프로그램에서 토정비결이나 관상 등을 다루는 걸 보면 관상은 여전히 우리에게 중요시되는 듯합니다. 그만큼 과학이 발달하고 시대가 변화해도 건강하게 잘 먹고 잘 살길 바라는 사람들의 근본적인 바람은 변함이 없습니다.

TV에 나와 관련 전문가들이 나와서 하는 이야기를 흥미롭게 시청하다 보면 이치적으로 합당한 이야기도 있고 가끔은 터무니없는 이야기를 용감하게 하는 분들도 있습니다. 저는 개인적으로 역학이나 관상학이라는 학문 자체를 인정하고 이들이 자연의 이치를 심오하고 아름답게 풀어낸 매우 과학적이면서도 철학적인 분야라는 생각을 합니다. 그러나 시대와 환경이 변하면 학문의 해석도 달리해야 함은 분명히 필요하다고 봅니다.

관상이 흔히 생각하듯 눈코입이 어떻게 생기고 어떻게 배열되었다는 표면적 관찰만으로 인생을 점치는 일에 불과할까요? 관상학은 요새 말로 따지자면 인상학이나 이미지와 매우 상통하는 분야라고 생각합니다. 사업, 연애, 취업, 협상, 인간관계 등 모든 분야에 있어 나의 인상이나 이미지가 미치는 막강한 영향을 생각하는 것이죠. 그래서 요즘은 좋은 관상에 맞게 성형수술을 해주는 전문 병원도 있다고 합니다. 이런 관점에서 본다면 분명 관상학은 이목구비의 형태뿐만 아니라 그 사람이 가지고 있는 기색(氣色) 등을 살펴 건강과 길흉화복에 대해서도 진단했을 것이고 더 나아가서는 그 사람의 말과 행동, 표정, 음성, 마음 씀씀이에 대한 심상(心相)까지 총체적으로 살펴보았을 것이라고 생각합니다.

저는 지금까지 여러 임상을 거쳐 오면서 수많은 사람들과 접한 결과, 최고의 관상은 표정이 좋은 사람이란 결론을 내리게 되었습니다. 단순히 관상은 코가 복코라거나 귀가 잘생겼다 같은 것으로 단정지을 수 없습니다. 요새는 훤칠하게 잘생긴 싸이코패스 범죄자도 많고 생긴 건 박복하게 생긴 것 같은데 최고의 거부도 있습니다. 그러나 그들의 공통점을 보고 있자면 분명히 표정이 좋고 나쁨이 존재합니다.

여기에 하나 더, 제 징크스 중에 하나는 첫 전화 통화에서 목소리가 기분 좋게 들렸던 사람은 오랜 시간 좋은 인연으로 이어지는 경우가 많았고 목소리가 찜찜하거나 불쾌했던 사람은 그렇지 않았던 경우가 많았습니다. 목소리 역시 좋은 관상에 중요한 포인트인 것입니다.

다소 불운한 삶을 사는 사람들이나 범죄자의 표정을 한번 떠올려보길 바랍니다. 공통적으로 이들의 표정은 한결같이 불평불만만 가득하고 투덜거리고 만족하지 못하고 늘 부정적일 것 같은 표정이 연상됩니다. 아무리 아름다운 절세미인이나 절세미남도 표정이 어둡고 불평불만에 가득 차 있으면 미모고 뭐고 다 사라지게 되어 있고, 아무리 품위 있고 높은 자리에 있는 사람이라도 목소리가 경망스럽거나 쇳소리가 나거나 무게가 없거나 웅얼거리듯이 기어 들어간다면 격조는 한꺼번에 실망스럽게 사라집니다.

그러나 지금의 위치와 생김새가 다소 떨어진다 하더라도 음성이 청아하고 기품이 있으면서도 표정이 밝고 좋은 자는 이야기를 하면 할수록, 함께 지내면 지낼수록 그 사람의 품격과 아우라가 올라가고 언젠가는 반드시 자신이 원하는 모습으로 우뚝 서 있는 것을 수없이 보아 왔습니다. 나의 말과 행동은 물론 표정은 내 인생의 가장 정확하고 예리한 측정 좌표라는 것을 스스로 인지해야만 합니다. 그렇다면 내 말과 행동 그리고 표정을 간수하고 관리해야 된다는 것은 매우 자명한 일입니다.

흔히 마음의 창은 눈이라고 얘기합니다. 그리고 마음의 전반적인 분위기, 즉 맑음인지 흐림인지 우울한지

화가 나 있는지 혹은 그 인생의 품격까지 총체적으로 모두 나타내어주는 것은 그 사람의 표정이라고 봅니다. 나의 운명과 팔자를 좋게 만들고 싶다면 어디를 고치고 어떤 옷을 입고 무엇을 칠하고 발라서 이쁘고 멋지게 만드는 것보다, 내가 가진 최고의 좋은 표정이 무엇인지 알고 나의 음성을 건강하고 아름답게 만드는 것이 현명한 투자라고 생각합니다.

인정하고 비우고 바라본다

끊임없이 얘기했듯 마음과 몸은 유기적인 관계에 있습니다. 긍정적인 생각은 긍정적인 호르몬을 내보내 기분을 더 좋게 만들고 당연히 몸에도 유익한 작용을 일으킵니다. 부정적인 생각을 하면 독성 화학물질이 생겨 기분을 우울하고 화나게 만들뿐더러 우리의 신체에도 유해한 작용을 일으켜 건강을 안 좋게 만듭니다. 긍정적이고 좋은 생각과 부정적이고 나쁜 생각 중 어떤 것을 선택하느냐에 따라 운명이 바뀝니다. 우리에게는 스스로의 생각을 선택할 힘이 있습니다. 기왕이면 현명하고 지혜로운 선택을 해야 되지 않을까요?

기대하고 바랄 거면 베풀지도 말아야 합니다. 베풀고 나누고 사랑하는 것은 그 누구를 위한 일이 아니라 내가 좋아서, 내가 기뻐서, 내가 하고 싶어서, 내가 선택하는 것임을 잊지 말아야 합니다.

　상담을 하다 보면 내담자들이 가지고 있는 괴로움이나 마음의 고통에 대한 원인 중 가장 큰 비율을 차지하는 것이 '관계'입니다. 부부 관계, 부모 자식 관계, 애인이나 친구 관계, 직장 내 상사나 동료 등으로 인한 스트레스…. 이런 분들의 고민을 가만히 듣다 보면 공통점이 있습니다.

　"나는 가정을 위해 이렇게 희생하는데, 우리 남편은 자기 일밖에 몰라요."

　"딸을 위해 저는 모든 걸 다 지원해주는데 딸은 공부에 관심이 없고 밖으로만 나돌아요."

　"저 정말 그 여자한테 잘해줬어요. 할 수 있는 최대한을 다 했는데 저한테 헤어지자고 하더라고요."

마음과 마음, 그리고 관계 정화

"저는 진짜 열심히 일하고 있는데 팀장님은 저만 보면 호통을 쳐요. 제가 보기만 해도 싫으신 거 같아요."

모두 다른 상황인 듯 보이지만, 사실 모두 이구동성으로 토로하는 근본적인 맥락이 있습니다.

'나는 이렇게 했는데 상대방은 내가 해준 만큼 해주지 않고 내 기대와는 다르다'는 겁니다. 이와 동시에 이어지는 생각의 맥락은 내가 희생한 만큼 상대도 나에게 시간과 관심을 기울여야 하고 자기 말을 잘 들어야 하며 상대 또한 자신에게 잘해야 한다는 것입니다.

그렇지만 가만히 생각해보면, 아무도 그렇게 하라고 시킨 사람이 없습니다. 누가 바란 것도 누가 강요한 것도, 절대 아닙니다. 남편에게 헌신하는 데에만 모든 걸 쏟은 것도, 딸에게 전폭적인 지원을 했던 것도 내가 하고 싶었기 때문입니다. 심지어 이 지원을 딸이 정말 원했는지부터 다시 물어야 합니다. 또 내가 그녀에게 빠져서 그녀의 환심을 사고 싶어 잘해줬던 거고, 내 일에 최선을 다한 것은 성공적인 직장 생활을 위해 내가 선택한 일입니다.

내가 자발적으로 해놓은 것에 보상을 설정하고 상대방이 원하는 보상을 주지 않으면 비난하는 것만큼 어리석은 일은 세상에 없습니다. 내 선택으로 어떤 행동을 했듯, 상대방도 자신이 어떻게 행동할지 선택할 권리가 있습니다. 자꾸 남 탓만 하면 매일 상처받고 불가능한 일에 헛되이 불평불만만 하는 악순환의 챗바퀴를 돌리는 꼴입니다.

우리는 어떤 말을 하는 순간, 어떤 행동을 하는 순간 이미 무의식에 "이 사람도 이렇게 해야 해." 혹은 "내가 이렇게 했으니 이 사람도 이렇게 하겠지."라는 나만의 각본과 공식을 가지고 혼자 기대합니다. 물질이든, 애정이든 그 무언가를 남에게 베풀고 행하고 말하는 순간 내가 무의식적으로 미리 짜둔 반응을 기대하지 마세요. 내가 원하는 각본대로 상대가 행동하지 않으면 마치 그들이 엄청난 죄를 지은 것처럼 굴지 마세요. 이것만 잊지 않아도, 사람으로 인해 분노가 생기거나 괴롭지 않습니다.

여기서 명확하게 인지해야 하는 사실은 나를 괴롭히고 힘들게 하는 건 그 사람의 보답이 없어서가 아니라 결국에는 기대를 품고 키웠던 나 자신이라는 사실입니다.

비교를 통한 감사는 매우 쉽습니다. 기업에 강의를 나가 "여러분들은 언제 가장 감사함을 느끼시나요?"라고 질문을 하면, 대부분 "추운 겨울에 사람들은 걸어가야 하는데 전 차 타고 출근할 수 있어서 감사해요.", "구직난이 이렇게 심각한데 멀쩡한 직장이 있음에 감사해요.", "집값이 계속 오르는데 내 집이 있어 다행이에요." 등의 대답이 돌아옵니다.

대답들의 공통점은 결국 어떤 조건이나 혹은 비교 대상보다 더 나은 것에 대한 감사함입니다. 물론 감사한 상황임에 틀림이 없습니다. 그러나 여기서 한 번 더 인지해야 할 것이 있습니다. 그 차가 없어진다면? 직장이 사라진다면? 감사한 기분은 어떻게 될까요? 그리고 '없는' 사람을 보고 나의 '있음'에 감사함을 느꼈다면, 반대로 나보다 좋은 차, 좋은 직장, 좋은 집이 있는 사람과 비교될 때 순식간에 그 감사함은 자기 비하로 이어질 확률이 높습니다.

그러므로 우리는 감사한 마음의 격을 한 단계 올려야

합니다. 진정한 감사함은 지금 이 순간 현존하는 것 자체에 대해 감사할 줄 아는 것입니다. 지금 깨어 있음에 대한 자각을 통해 감사함을 느껴야 합니다. 내가 지금 이 순간, 이 자리에 이렇게 온전하게 호흡하고 살아 숨 쉬고 있음을 만끽할 때 느끼는 그 충만함, 지금 이 순간 내가 평화롭게 사고하고 인지하고 있음에 대한 소중함, 지금 이 순간 사랑하는 이들과 함께 건강하게 얘기할 수 있음에 대한 감사함 등을 자꾸 되새기다 보면 어느새 여러분은 세상에서 가장 행복한 사람으로 그 순간을 최대한 즐기고 있을 것입니다.

그리고 '그럼에도 불구하고' 감사할 수 있는 힘이 있어야만 합니다. "이번 취업에 낙방했지만 '그럼에도 불구하고' 난 지금 건강한 몸과 마음으로 열심히 도전할 수 있고 구직 활동을 계속할 수 있음에 감사해.", "금수저가 아니더라도 우리 식구들은 다들 사이가 좋으니 감사해.", "멋진 차가 없더라도 편리한 대중교통을 이용할 수 있는 건강한 두 다리가 있음에 감사해."라고 연습해 보세요.

감사함도 훈련입니다. 훈련할수록 더 자연스럽게 이

루어지고, 더 온전히 느낄 수 있습니다. 감사함은 내가 더 잘 느끼고 자주 할수록 엄청난 이자가 붙으면서 더욱 감사할 일이 늘어납니다.

<hr>

남 탓은 더 큰 불행을 초래한다

우리는 결코 다른 사람의 관점과 세계를 바꿀 수는 없지만 자신의 시선이나 관점, 태도는 얼마든지 바꿀 수 있습니다. 마치 봄, 여름, 가을, 겨울 계절이 바뀌고 낮과 밤이 변하며 물이 위에서 아래로 흐르는 것을 바꿀 수는 없지만, 그것을 바라보는 나의 태도와 관점은 얼마든지 바꿀 수 있는 것과 같습니다.

상담하다 보면 남 탓, 조건 탓을 하다가 결국에는 운명 탓으로 이어지는 패턴을 자주 봅니다.

"제가 이렇게 우울한 이유는 바로 제 남편 때문이에요. 남편은 나에게 관심이 없어요. 그러다 보니 애들도 날 무시하고. 남편 복 없는 내가 무슨 자식 복까지 바라겠어요."

누구 때문에, 상황 때문에, 지금 내 인생이 이렇게 되었다고 한탄한다면 언제 어디서 다른 누구를 만나도 어떤 상황이 되어도 또다시 이 불행과 고통은 반복하게 될 것입니다. '누구 때문'이라는 생각은 미성숙한 방어기제 중 하나인 '투사(projection)'입니다. 투사는 나의 어려움을 다른 사람이나 주변 탓으로 돌려 대처하는 방법을 말합니다.

사실 가만히 상황을 직시해보면, 나는 '누구 때문에' 이러고 있는 게 절대 아닙니다. 아무리 조건이나 상황이 다르더라도 '누구 때문에'라는 미성숙한 사고를 가지고 있다면, 어떤 상황에서든 남 탓을 하고 있을 확률이 높습니다. 분명 똑같은 일이 벌어졌음에도 A라는 사람은 100만큼 화를 내고, B라는 사람은 50만큼, C라는 사람은 200만큼 화를 낼 수 있습니다.

원망과 평계는 어떤 상황이나 누구 때문에 일어나는 것이 아니라 나의 감정에서 비롯되는 것입니다. 설령 진짜 누군가로 인해 실패했더라도, 그것을 탓하는 것은 현재 상황에 전혀 도움이 안 됩니다. 나는 과연 어떻게 이 상황을 헤쳐 나가야 할 것인가를 고민하고 노력해야 최상의 결과를 얻을 수 있습니다.

나의 사고 패턴이 '남 탓'으로 이어지고 있다면, 그 사실을 직시하고 인지해야 합니다. 스스로 알아차리고 그것을 변화시키기 위해 연습해야 합니다. 잘 안 돼도 해야 합니다. 사실, 잘 안 되는 게 너무나 당연합니다. 왜냐하면 우리는 지금까지 무의식적으로 남 탓을 하고 살아왔기 때문입니다. 새로운 생각 패턴으로 새 길을 뚫고 트는 일이 쉽게 된다면 그게 더 이상하지 않을까요?

조금씩 나아지면 됩니다. 남 탓이 또 나오고, 원망하며 억울해진다면 곧바로 그것을 인지한 후 "나는 지금 이 상황을 어떻게 해석하고 받아들이며 무엇에 최선을 다해야 하는가."를 생각하도록 합시다.

괴로움의 시작, 비교하는 마음

"없는 게 메리트라네 난. 있는 게 젊음이라네, 난.
두 팔을 벌려 세상을 다 껴안고 난 달려갈 거야."

옥상달빛의 '없는 게 메리트'라는 노래 가사 중 일부입니다. 괜찮다고 부르짖는 게 어쩐지 짠한데, 결론적으로는 나의 젊음에 감사하며 세상을 다 안고 달려간다는 가사가 긍정적이고 희망적이라 이 노래를 아주 좋아합니다. 특히 남들과 자신을 비교하며 비관하는 것이 아니라, 현재 자신이 갖고 있는 장점과 행복함을 있는 그대로 받아들이고 충분히 활용할 의지를 가지고 있다는 점이 좋은 기운으로 다가옵니다.

즐겁고 감사한 일이 생기면 있는 그대로 그 일을 즐기고 충분히 만끽할 줄 알아야 합니다. 다른 사람에게 일어나는 일에 비해 아무것도 아니라며 나의 행복을 폄하하거나 알아차리지 못한다면 그것처럼 불행한 일이 어디 있을까요?

습관처럼 비교를 하게 되면 평생 행복하거나 즐거울 수 없습니다. '만족'이 있을 수 없기 때문이죠. 만족은 엄청난 부와 풍요로움에서 오는 것이 절대 아닙니다. 사소하고 아주 작은 일이라도 당연한 것이 아니라는 것, 내가 지금 누리고 있는 이 순간 자체가 기적이라는 것을 알아차리는 일에서부터 시작합니다. 그런데 우리는 어찌 보면 태어나는 순간부터 끊임없이 비교당하는 삶을 살다 보니, 습관적으로 나의 처지와 타인의 처지를 비교하면서 감사한 상황은 잊은 채 스스로 불행을 자초하고 있는 듯합니다.

만병의 근원이자 불행의 씨앗인 비교하는 마음을 치유하기 위해서는 먼저 내게 비교하는 패턴의 사고가 있다는 것을 인지하는 것이 중요합니다. 비교하는 마음이 들 때 '아, 내가 지금 비교하고 있구나!'라고 알아차리는 것입니다. 이 생각이 있음을 알아차렸다면 더 이상 확대되지 않도록 다독여야 합니다. 비교하는 마음의 스위치를 'off' 하고 비교 대상에 대한 생각을 '나'에게로만 돌려 집중합니다. 내가 가진 것, 나에게 있는 것, 나의 상태가 어떤지만 생각하는 것에 몰입해봅니다.

그런 다음, 지금의 주어진 상황에서 사소한 만족, 작은 감사함이라도 찾아보세요. 잘 안 될 수도 있습니다만, 소소한 것에서부터 '좋다', '편하다', '다행이다'라는 1차적인 느낌만 느끼고 거기서 끝내세요. 더 확대되는 것은 복잡한 생각을 끌어들이기 때문에 오히려 좋지 않습니다. 이렇게 연습해도 아마 습관처럼 몸에 밴 비교는 불쑥불쑥 드러날 것입니다. 그 순간 또한 "앗, 내가 다시 비교 모드로 들어가 스스로 불행하려고 하고 있네!"라고 어서 알아차리셔야 합니다.

이렇게 자꾸 연습하다 보면 감사함을 느낄 줄 아는 역량이 더욱 성장될 것입니다. 비교하는 마음이 불행의 시작이라면, 만족하고 감사하는 것은 최상의 치유책이자 행복의 시작입니다.

지금 여기를 실천할 때, 평상심시도

거래처 직원분들과 점심 식사를 하는데 한 20대 직원분이 코스 음식들이 계속 나오고 있는데도 먹지 않고 가만히 있었습니다. 속이 안 좋냐고 물었더니, 그게 아니라 몇 가지 음식이 더 나오면 예쁘게 세팅하고 사진을 찍으려고 기다리는 것이었습니다. 그 정성에 놀랐습니다. 제 또래 친구들을 만나면 맛있는 음식이 나오는 순간 "우와 맛있겠다."라며 바로 먹다가 누군가 "사진 찍을걸." 하면 그때서야 "아, 맞아!" 하거든요.

정신없이 먹을 때도 음식 맛을 제대로 못 느끼겠지만, 멋진 사진을 찍느라 눈으로만 보고 기다리는 것도 막 나온 음식의 신선함과 즐거움을 놓치는 건 매 한가지입니다. 물론 적당한 기다림은 나의 기록이나 또 다른 즐거움을 위해 얼마든지 재미있는 일이 될 수 있지만, 그게 지나쳐 음식과 그 시간의 중요함보다 사진이 더 중시되는 주객전도 상황은 옳지 않습니다. 함께 하는 사람은 안중에 없고 더 예쁘고 멋지게 자랑하기 위한 사진에 쓸데없는 시간과 에너지가 낭비될 수 있는 거죠.

지금 이 순간 나에게 정말로 중요하고 소중한 것이 무엇인지를 자각하고 사는 건 건강한 삶을 위한 필수 요소입니다. 우리는 흔히 지나간 과거 내지 오지 않은 미래의 근심 걱정으로 지금 이 순간의 행복을 놓치고 사는 경우가 많습니다. 그러다 보면 늘 후회하고 걱정만 하고 있을 뿐입니다. 우리의 인생은 지금 이곳에서 만족하고, 충분히 즐기고, 집중하고, 행복한 것이 훨씬 효율적입니다.

내가 어디에 있든, 누구든, 지금 바로 여기서 행복하기로 결심하고 행복해야만 합니다. '나는 행복할 거야.' 또는 '그때 행복했었는데.'라고 미래나 과거로 행복을 미루지 말고 바로 지금의 행복을 찾는 것입니다. 우린 종종 '그 사람만 변한다면', '그 일만 해결된다면'이라며 주변 환경과 조건을 탓하며 변하기를 기다리느라 지금 여기에서의 행복을 모르고 지나칩니다. 지금 바로 행복하기를 시작해야만 합니다. 행복은 늘 선택의 문제입니다.

'나우 앤 히어(now& here)'를 시작하세요. 지금 이 순간을 알아차리고 현재의 감정 상태를 있는 그대로 인지하는 것만으로도 흥분된 우리의 편도체가 진정됩니다. 현재에 머무는 방법, 현재를 알아차리는 방법을 아는 것은 장기적으로 불안과 걱정을 개선시켜줄 수 있습니다.

현재를 가장 잘 알아차리고 현재에 머무는 방법은 여럿 있습니다만, 명상법 중 '알아차리기 마음 집중 훈련법(mindfullness)'은 현재에 초점이 맞춰진 대표적인 수행법입니다. 방법은 간단합니다. 현재 일어나고 있는 감정에 이름을 붙여 알아차리는 연습을 하는 것입니다. 이렇게 하는 것만으로도 걱정의 근저에 있는 불안의 수치가 현저하게 떨어집니다. 의학적으로도 감정에 단어를 붙이는 일은 우리의 뇌 회로를 재배치하고 기분을 나아지게 하는 데 도움이 된다고 합니다. 화가 많은 사람이 평소

몸과 마음, 그리고 뇌, 전체 정화

에 "화내지 말자, 화를 참자."라고 억제하거나 되새김질
하는 것보다, 화가 나는 순간 화를 나의 언어로 옮기는
편이 훨씬 효과적인 것이죠.

예를 들어 내가 지금 우울하다면 우울하면 안 된다고
생각하는 대신, "내가 지금 우울하구나. 우울의 동굴에 잠
깐 들어와 있어."라는 식으로 감정을 나름대로의 언어로
이야기하는 것입니다. 감정에 이름을 붙이는 순간 1차적
으로 우울함이나 화가 가지치기 하며 확산되는 것을 멈
출 수 있습니다. 그리고 지금 이 순간 내 모습을 잠시나
마 객관적으로 바라볼 힘이 생깁니다. 나의 감정에 이름
을 붙임으로써 조금이라도 환기 되면, 현재의 일에 다시
주의를 기울일 수 있습니다.

중국 선종 승려인 마조선사를 비롯한 여러 선승들께
서는 평상심시도(平常心是道)를 말씀하셨습니다. 평상심
으로 살아가는 것이 곧 도라는 말로 평상시 마음, 즉 나
의 평범한 일상 속에 진리가 있음을 강조하시며 지금 이
순간의 중요함을 말하는 것입니다. 우리가 도(道)를 말하
거나 이상 세계를 이야기하면 엄청난 수준의 무엇인가
가 저 높은 곳 어딘가에 있을 거 같지요. 그러나 사실은

내가 지금 이 자리서 밥 먹고, 씻고, 걷고, 잠자고, 이야기하는 일상생활 속에서 온전히 깨어나 그 평범한 조화로움 가운데의 감사함을 알아차리고 받아들이는 자체가 바로 진정한 도의 세계, 행복의 세계입니다.

지금 이 순간 어디로 가야 할지 잘 모르겠다면, 무작정 달려야만 한다는 생각을 잠깐 멈추어보세요. 멈춰 서서 지금 이 순간을 조용히 바라보세요. 내가 지금 어디에 있는지, 무얼 하고 있는지, 어떤 생각으로 있는지, 가만히 한번 살펴보세요. 안 보이던 것이 보이고 나와 내 주변이 보일 것입니다. 늦어진다는 생각, 나만 뒤처진다는 생각, 세월을 낭비하고 있다는 생각이 오히려 착각이었음을 절감하고 지금 이 순간 놓치고 있었던 무수한 기회와 지금 쉬고 있는 이 숨이 얼마나 감사한지, 그리고 당연하게 넘어가던 귀함을 매우 절실하게 발견하게 될 것입니다.

얼마든지 그럴 수 있다

앞에서도 여러 번 이야기했지만, 우리가 행복해지기 위

해서는 착각에서 벗어나야 합니다. 그 사람이 변할 거라는 착각, 그 사람의 마음이 나와 같을 거란 착각, 그 사람의 말이나 행동이 나의 의도대로 나올 거라는 착각, 이 상황만 변한다면 내가 더 좋아질 수 있을 거란 착각 등입니다. 달리 뭘 할 것도 없이, 이런 착각들만 버려도 훨씬 행복해집니다. 정말.

"나 같으면 그렇게 하지 않아.", "왜 넌 그렇게밖에 못해?"라고 다그치며 나와 같기를 바란다면 그것이 곧 불행의 시작입니다. 내 생각과 주장만 옳다고 우기는 사람을 볼 때 어떤 느낌이 드시나요? 정말 답답하고 경직된 사고방식 때문에 더 이상 이야기를 섞고 싶지 않아집니다. 반면에 서로 다름에 대한 이해와 인정이 있고 유연성이 있는 사람과는 더 어울리고 싶은 게 사람 마음입니다.

앞에서 말한 착각 속에 빠져 살다 보면, 사람들과 지내는 순간순간이 즐거움이 아닌 괴로움으로 다가올 수 있습니다. "정말 아무리 생각해도 도저히 이해가 안 간다."라는 말을 자주 하게 되고요. 이해하려 들지 마세요. 그렇게 획일적으로, 내 기준으로만 생각하는 당신을 사람들은 더 이해 못 합니다. 다 나름의 사정이 있습니다. "어떻게 저럴 수 있을까?"가 아니라 "얼마든지 저럴 수 있다."입니다.

"다 나름의 사정이 있겠지.", "그럴 수도 있지."를 반복적으로 되뇌이고 나의 뇌를 훈련해야만 합니다. 그것이 인생을 가볍고 자유롭게 살 수 있는 방법입니다. 분노라는 불구덩이에서 벗어날 수 있는 방법입니다. 어떻게 보면, 이건 진정으로 나를 위한 방법입니다.

나와 남의 다른 관점을 이해하고 받아들이는 '관점 수용 능력'은 우리의 행불행을 결정짓는 결정적인 요소입니다. 관점 수용 능력이 성숙한 사람들은 나와 남의 다름을 충분히 인정하고 상대방을 객관적 입장에서 수용할 수 있는 능력이 있습니다. 사람들이 모두 다르게 반응하고 행동할 수 있음을 인정하고 받아들이는 것입니다.

나이가 들다 보니 인정하고 받아들이는 것은 비단 상대방을 인정하고 받아들이는 것만이 아니란 걸 종종 느낍니다. 상대방뿐만 아니라, 점점 나이 들어가는 나의 변화를 받아들이는 것까지 되어야 하는 거죠. 병원에 근무하던 중에, 약병에 쓰인 주의사항을 읽다가 투덜거렸습니다. 너무 깨알같이 작게 인쇄되어 있어 하나도 안 보였던 겁니다. 같이 근무하는 간호사 선생님에게 보여주면서 "이렇게 작게 프린트를 해놓으면 사람들이 어떻게 보라는 거야? 제약회사가 실수했나 봐."라고 했습니다. 그런데 웬걸, 그 친구는 그냥 바로 술술 읽는 것 아닙니까. 그때 처음으로 제 노화에 대해 충격을 받았습니다. 정말 그때까지는 노화에 대해 직접적으로 느꼈다거나, 실감한 적이 없었기에 제 눈 생각은 안 하고, 제약회사가 실수로 너무 작게 프린트했다고 당연히 생각했던 것이죠.

또 한번은 면접을 보던 중, 지원자가 이력서를 작은 글씨로 프린트 했는지 글자가 잘 안 보였습니다. 순간 이게 안 보인다는 걸 저 스스로 인정하기 싫었는지, 아님 종이를 멀리 들고 보는 것이 너무 싫었던 건지(아마 둘 다 인 거 같습니다.) 애써 태연하게 바라보고 있었는데 면접 보는 친구가 "교수님 안 보이실 것 같아서 제가 조금 큰 글씨로도 프린트해 왔어요."라며 다른 종이를 하나 더 내밀더라고요.

그때, 애써 가는 세월과 오는 노화를 제가 받아들이지 못하고 있다는 사실을 절실히 깨달았습니다. 기계도 반백 년 쓰고 나면 고장 나고 낡고 성능이 떨어지는 게 당연한데 왜 굳이 이걸 받아들이지 못하고 있는 건지. '조금씩 나이 들어가면서 노화하는 게 당연하고, 또 그 나름의 아름다움과 멋이 있어. 억지로 거부하고 애쓰는 것이 오히려 아름답게 나이 들지 못하게 하고 있는 것은 아닐까?'라는 생각이 들었습니다.

"얼마든지 그럴 수 있다."라는 것은 타인에게도 늘 적용해야 하는 것이지만, 우선 나 자신에게도 잊지 말고 보내야 하는 메시지입니다.

먹고 기도하고 자비하라

줄리아 로버츠 주연의 영화 '먹고 기도하고 사랑하라'를 참 좋아합니다. 성공한 뉴욕커 주인공이 진짜 자신을 찾고 싶어 정해진 인생에서 과감하게 벗어나 이탈리아에서 실컷 먹고, 인도에서 제대로 기도하고, 발리에서 자유롭게 사랑하며 1년 동안 자신의 삶을 깨달아가는 내용입니다. 결국 이 여행의 핵심은 사람이자 만남에 있습니다.

우리는 지금도 매끼 밥을 먹고, 수많은 교회와 절에서 기도하고, 또 사랑하기 위해 늘 바둥대고 있습니다. 그런데도 그게 왜 진심으로 되고 있다는 느낌이 없는 걸까요? 이 순간 나 자신과 상대방에 대한 사랑이 충만해야 균형 잡힌 삶, 진심의 삶을 살아갈 수 있습니다. 사랑하는 이들과 함께 먹고, 타인을 위해 기도하고, 나 자신과 상대방 모두를 사랑해야 하는 것이죠.

이 영화의 주인공이 명상하고 기도하던 인도에는 사랑, 연민이라는 말과 비슷하게 통용되지만 좀 더 복합적인 의미의 '자비(慈悲)'라는 말이 있습니다. 풀어보면 '사랑할 자(慈: 산스크리트어로는 메타metta라고 하는데 타인을 기쁘고 즐겁게 만들어준다는 의미)'와 '슬플 비(悲: 산스트리트어로는 카루나karuna라고 하며 고통과 슬픔에 빠진 이들을 도와주고 구제해준다는 의미)'입니다. 즉, 자비는 비단 사랑한다는 의미만 있는 것이 아니라, 타인을 기쁘게도 만들어주고 슬픈 이들을 도와준다는 의미도 함께하는, 깊이 있고 아름다운 울림이 있는 단어입니다.

인간을 가장 위대하고 성숙하게 만들어줄 수 있는 기본은 '자비, 자애'의 마음입니다. 자애를 함께 느낄 수 있고 상대방의 아픔을 느낄 수 있다면, 거기에서 온전한 사랑, 즉 영적 연결성(spiritual connection)이 일어나고 하나 됨이 이루어집니다.

"온전하게 연결되었는지 완전한 하나가 되었는지 어떻게 알 수 있나요?"라고 물을 수 있습니다. 자비하고 사랑하는 마음으로 하나가 된다면 그가 나와 얼마만큼 친밀한지, 그와 나와 연결이 되었는지, 언제까지 연결되어 있을 수 있는지는 중요하지 않습니다. 그건 상대에게 무언가를 바라고 기대하고 또 다른 나를 강요하는 것과 같습니다. 그건 온전한 연결이 일어난 것이 아니라, 내가 "온전하게 연결되었다."라고 착각하는 것입니다. 온전하고 완전한 연결이 이루어진 상태라면, 그 자체로 매우 감사하고 경이로운 순간이 될 것입니다. 지금 이 순간 현존하는 나에게서 그것이 이루어졌다는 그 자체만을 온전하게 받아들이면 되고 즐기면 됩니다.

인디언의 〈도덕경〉을 보면 첫 문구가 "기도하라."입니다. 누구에게, 어떻게, 기도하느냐가 중요한 건 아니고, 내가 온 마음을 다해 진심으로 기도하면 반드시 그에 대한 응답이 있을 것이라는 의미입니다. 기도하면 소원이 이뤄진다는 식의 1차원적인 생각이 아닙니다. 그 응답은 행복함과 지혜로움을 성장시켜준다는 뜻이라고 봅니다. 행복과 지혜는 누군가 부여해주는 것이 아니라 내 안에서 사랑과 자애를 자양분으로 하여 스스로 가꾸고 길러나가는 것입니다.

신체와 정신이 바르게 만나는 지점 _____

누구나 자신의 마음을 잘 다스리고 마음먹은 대로, 뜻한 대로 잘 실천하고 이루길 바랄 것입니다. 하지만 내 마음이 내 마음대로 되지 않죠. 평화롭고 온화한 사람이 되고 싶은데 현실은 붉으락푸르락 다혈질이라든지, 대범하고 싶은데 항상 소심하고 고민이 많다든지.

내 마음을 내 마음대로 조절하고자 한다면 무엇보다 우리의 뇌를 변화시키고 훈련해야 합니다. 즉, 뇌가 마음대로 돼야 마음도 내 마음대로 될 수 있습니다.

뇌는 건강하고 행복한 삶을 살아가는 데 있어 컨트롤타워 같은 역할을 합니다. 내 영혼의 하드웨어라고 할 수 있습니다. 뇌는 나의 마음과 바로 일맥상통합니다. 뇌는 삶의 모든 면에 관여하며 삶의 질을 결정합니다. 얼마나 행복할 것인지, 누구와 어떻게 관계할 것인지, 얼마나 성취를 하면서 살아갈 것인지 여부도 뇌와 깊은 관련이 있습니다. 뇌의 각 기능들을 행동적, 인지적, 의학적, 영양학적인 처방에 의해 좀 더 최적화한다면 진정으로 내가 되고 싶은 나의 모습을 이루면서 내적인 평화와 건강함 그리고 대인관계의 원만함 등을 두루 갖춘 행복한 삶에 도달할 수 있습니다.

그렇다면 뇌를 어떻게 사용하느냐에 따라 내 삶이, 매일이, 관계가, 내 몸이 달라질 수 있다는 것일까요?

뇌는 '가소성의 법칙'에 의해 작동합니다. 적절한 자극에 따라, 수시로 변화하는 환경에 대처하기 위해 뇌세포의 모양과 기능이 끊임없이 변화하는 '신경가소성(neuro plasiticity)'의 특징을 가지고 있습니다. 그러므로 우리가 생각하고 행동하고 주의를 기울이고 집중하는 과정에서 뇌의 기능과 구조가 바뀌고 변화합니다. 이를 통해 우리는 원하는 대로 생각을 훈련하고 뇌를 변화시킬 수 있다는 결과를 얻을 수 있습니다.

쉽게 얘기하면 우리는 뇌를 훈련하여 성격을 좋게 만들 수 있고, 성격이 좋아지면 인생이 행복해지고 강해질 수 있습니다. 각종 스트레스와 독소로 늘 시달리고 있는 우리의 뇌를 어떻게 하면 제대로 이해하고 시원하게 해독하고 활용할 수 있을지 알아보겠습니다. 각자의 삶을 좀 더 긍정적이고 건강하게 살 수 있을지에 대한 실질적인 훈련, 관리 방법이 될 것입니다.

복부 둘레가 늘어나면 기억력이 줄어든다

스트레스를 많이 받으면 호르몬이나 신경전달물질 등의 이상으로 뇌 기능에 이상이 생깁니다. 여기서 말하는 스트레스는 정신, 감정적인 스트레스는 물론 잘못된 식습관(밀가루, 당분, 카페인 등)이나 육체 피로, 과음, 과로, 수면 부족 등을 모두를 일컫습니다. 이 모든 것은 독소이고 이 독소가 많이 쌓이면 뇌가 나빠집니다. 뇌가 나빠지면 나도 모르게 짜증이 많아지고 감정 조절이 잘 안 되며 집중력, 기억력 등이 현저하게 떨어집다. 그리고 예전에는 잘하던 일도 두렵거나 불안해지고 초조해집니다. 예민해지면서 사소한 자극이나 통증도 다른 사람보다 심하게 느끼고 몸의 균형감각도 떨어지게 됩니다.

독소를 없애고 뇌를 해독하는 일은 뇌의 기능만 좋게 하는 것이 아니라 삶의 전반적인 질을 건강하게 만들어주는 일입니다. 뇌를 해독하고 건강해지기 위한 기본적인 방법들은 크게 '영양'과 '자극'이라고 할 수 있습니다.

우리 뇌의 전두엽은 사고하고 계획하며 판단, 감정 조절, 충동 억제, 동기 부여 등의 기능을 합니다. 전두엽이 발달한 사람들은 집중력과 몰입도가 좋고 감정 조절 능력도 있어서 성숙합니다. 즉, 건강하고 행복한 삶을 위해서는 전두엽을 건강하게 활성화시키는 것이 매우 중요합니다.

전두엽은 앞서 뇌의 신경가소성에 의해 명상이나 쓰기, 말하기 훈련 등을 통해 '배우는' 자극을 받게 되면 점점 더 발달합니다. 타고난 팔자나 아이큐는 바꿀 수 없으나 전두엽 훈련을 통해 건강하고 행복한 뇌는 가질 수 있습니다. 특이한 사실 중 하나는 몸의 'BMI 체지방'이 높을수록 집중력과 판단력, 기억력이 약해진다는 것입니다. 허리둘레가 늘어나고 뱃살이 늘어날수록 우리의 뇌는 쪼그라들고 기능은 떨어집니다.

　일시적인 스트레스보다 지속적으로 꾸준히 가해지는 스트레스가 더 매우 위험합니다. 직장에서 늘 받고 있는 압박감과 걱정, 매일 출퇴근 길에 받는 스트레스, 매일 보는 가족이나 가까운 친구들과의 나쁜 관계 등은 알게 모르게 뇌를 조금씩 파괴하고 신경세포끼리 정보를 교환하는 시냅스를 손상시켜 치매나 건망증까지 유발시킵니다.

　반대로 밝고 긍정적인 생각들은 뇌의 신경이 억제되거나 파괴됨 없이 원활한 활동을 이루게 합니다. 기억력, 문제해결 능력이나 감정 조절 능력 등 두뇌의 기능이 훨씬 우수해집니다. 그러므로 지속적인 스트레스가 올 수 있는 환경은 적극적으로 개선하고 만약 그것이 불가피하다면 잠시 옆으로 제쳐두고 쉬는 시간이라도 가져야만 합니다. 그리고 짬을 내어 의도적으로라도 밝고 긍정적인 생각을 일으키는 노력을 해야 합니다. 그리고 그러한 느낌을 유지하는 훈련을 틈틈이 해줘야 합니다. 그럴 때 뇌는 업데이트 되고 업그레이드 됩니다.

저는 운동을 아주 싫어하는 사람이었습니다만, 지금은 운동예찬론자 중 한 사람입니다. 예전에는 운동의 필요성을 몰랐습니다. 나이가 들수록 몸과 정신머리가 예전 같지 않음을 크게 깨닫고 운동을 시작했고, 효과를 톡톡히 보고 있습니다.

운동 좋다는 건 모두가 아는 사실이지만 실제로 어디에 어떻게 좋은지 신체적, 정신적으로 한 번씩 정리하고 지나가겠습니다. 운동을 하면, 행복 호르몬인 세로토닌 분비가 촉진되어 몸의 회복력이나 면역력 등이 증진됨은 물론, 스트레스 호르몬 수치가 실제로 줄어듭니다. 그래서 우울증 환자들에게 운동은 우울증 약과 같은 효과를 제공합니다. 급격한 호르몬 저하로 갑자기 우울해지는 증상을 겪는 갱년기 여성들도 운동을 시작하면 부족한 호르몬 분비가 촉진되며 몸의 밸런스가 향상되고, 우울감, 신체적 통증, 불면이 줄어듭니다.

운동을 하면 근육에서 단백질이 생성되고 이를 통해 뇌신경 영양인자(BDNF: Brain-Derived Neurotrophic

Factor)가 촉진되는데, 이는 새로운 뇌세포 생성을 촉진하여 중요한 인지 기능과 집중력을 높여줍니다. 뇌를 건강하게 유지하고 인지의 유연성을 강화하는 데 운동만큼 좋은 수단은 없습니다.

운동은 실제로 우리의 정서 기능 또한 개선해주고 수면의 질을 좋게 해주고 기억력의 노화를 막아줍니다. 혈류량이 좋아져 뇌세포에 산소를 더욱 원활하게 공급해줍니다. 뇌세포에 산소가 차단되면 뇌세포가 죽고 이것이 반복되면 치매나 뇌졸중이 생기게 됩니다. 나태하고 게으른 생활을 할수록 우리의 뇌는 점점 늙고 우리 삶도 함께 노화한다는 것을 상기해야 합니다.

운동을 하는 것은 뇌를 러닝시키는 일입니다. 뇌가 달려야 정신이 활발해지고, 나의 후천적 유전적 구성에 좋은 영향을 미치며 실제로 장수 유전자를 활성화할 수 있습니다.

몸과 마음 그리고 뇌, 전체 정화

'성질이 못됐다.', '성격이 예민하다.'는 말을 많이 듣는 사람들은 본래 기질적 특성이 그렇기도 하겠지만, 그들의 편도체 때문이기도 합니다. 편도체는 스트레스를 받을 때 활성화됩니다. 현대인들은 정말 많은 이유로 스트레스를 받고 초조하고 불안하기 때문에 편도체가 시도 때도 없이 과부하됩니다. 편도체가 과부하되면, 지나치게 흥분하게 되고 예민해집니다. 표면적으로 화를 내지 않고 속으로만 부글거려도 편도체는 화나는 감정을 모두 느낍니다. 편도체의 활성화를 줄이고 안정화해주는 것은 일련의 신체적, 심리적 부정 반응들을 효과적으로 줄여주는 결과로 이어집니다.

명상을 하거나 혹은 감동적이거나 따뜻한 동영상만 보아도 과부하된 편도체가 안정화됩니다. 너무 흥분해서 화가 나면 아무것도 할 수 없다고 하는 사람이라면, 눈에 보이는 대로 무엇이 되었든 숫자를 세어보세요. 테이블 위의 컵의 숫자, 포도 알맹이 개수, 손바닥 주름이라도요. 어느새 스트레스 감정으로 휩싸인 편도체를 진

정시키기 위해 이성적으로 사고하는 전전두엽이 활성화
되면서 질주하는 감정에 브레이크가 걸릴 것입니다.

뇌는 3층으로 이루어져 있습니다. 뇌간, 대뇌변연계,
대뇌피질의 구조입니다. 뇌간은 호흡, 순환, 생식 등 기
본적인 생명을 유지하는 기능을 하는 곳이고, 대뇌변연
계는 감정의 뇌로 포유류 같은 고등동물에게 존재합니
다. 여기서 희로애락의 감정이 생깁니다. 대뇌피질은 생
각이나 기억, 학습, 판단 등 인간의 두뇌 활동이 이루어
지는 곳입니다.

인간은 생각하고 사고하고 감정이 있기 때문에 다른
동물들보다 좀 더 예민하게 스트레스를 받으며 정신적
으로 고통을 겪는 데미지가 큽니다. 그렇다면 우리 인간
은 뇌로만 모든 스트레스를 인지하고 받아들이고 있는
것일까요?

인간에게는 3개의 뇌가 존재한다고 합니다. 머리 뇌,
가슴(심장) 뇌 그리고 장 뇌. 그만큼 가슴과 장에서 상당
부분 뇌의 역할을 하고 그와 같은 영향을 미치고 있다는
것입니다. 스트레스를 받았을 때, 흔히 어떤 증상들을 겪
는지 생각해보면 쉽습니다. "머리가 아파요", "가슴이 답

답해요.", "배가 살살 아파요.", "소화가 안 돼요." 등이죠.

앞에서 장과 관련하여 만사가 편하려면 무엇보다 배가 편안하고 따뜻해야 한다는 이야기는 했습니다. 세로토닌도 뇌 분비물질이지만 80% 이상 장에서 분비된다고 했었죠. 세로토닌의 가장 중요한 원재료는 트립토판이라는 아미노산입니다. 아미노산은 단백질의 구성 물질이고, 이 트립토판이라는 물질이 장에서 만들어져 뇌로 들어가면 세로토닌이 됩니다. 장은 세로토닌 원재료를 생산해내는 공장과도 같은 것이죠. 세로토닌이 충분히 분비되어야만 우리는 행복한 감정, 편안하고 안정된 기분을 느끼고, 육체적인 면역력 등이 증진되는데 그 원재료를 생산해내는 공장인 장이 우선 건강해야 한다는 건 너무나도 당연한 사실입니다. 세로토닌이 부족하면 우울증, 불면증, 불안, 초조, 공황장애, 두통, 과민성 대장증후군, 통증, 각종 질병의 노출 등 삶의 질이 현저하게 저하합니다.

장 뇌를 부드럽고 따뜻하게 활성화시키는 것은 생명뇌의 뇌간과 직접적으로 연결됩니다. 그것은 바로 스트레스를 조절하는 힘으로 연결됩니다. 특히 배가 자꾸 차가위지거나 딱딱하다고 느낀다면 몸이 심리적으로 긴장한 상태임을 인지하고 우선 복대나 찜질팩 등으로 배를 따뜻하게 문질러 주면서 심호흡을 천천히 해줍니다. 이렇게 막힌 적을 풀어주고 차가운 냉기로 가득찬 배를 따뜻하게 마사지해주면 기운이 상쾌하고 시원하게 통합니다. 그리고 기운의 순환이 원활하게 이루어지면 심신이 편안해집니다.

뇌의 필수 영양, 꿀잠

수행하는 사람들에게 가장 뿌리치기 힘든 유혹이 무엇이냐고 물으면 아마 대다수가 '수면욕'이라고 할 것입니다. 배고픈 것도 어지간하면 참을 수 있고, 이성에 대한 욕구도 조절하다 보면 옅어지지만 잠이 한번 쏟아지기 시작하면 수행이고 뭐고 누워서 푹 자고 싶은 생각밖에 들지 않습니다. 오죽하면 '수마(睡魔)'라고 하여 졸음을 악마에까지 비유했겠습니까.

그런가 하면 잠이 오지 않아서 고생인 사람들도 많습

니다. 우울증 환자들이나 만성 피로, 갱년기, 연세 드신 분들에게 가장 많이 듣는 말은 "제발 아무 생각 없이 잠 좀 푹 자봤으면 좋겠어요."입니다. 잠을 푹 못 자면 매사 짜증이 나고 눈도 뻑뻑해집니다. 자연히 몸은 힘들고 삶의 의욕도 떨어지죠. 수면의 질이 낮으면 그대로 삶의 질 또한 저하됩니다. 여기서 말하는 수면의 질이란 잠자는 시간이 아니라 얼마만큼 지속적으로 완전한 수면을 했느냐입니다. 누워서 자는 시간이 길어도, 자주 깨거나 깊이 잠들지 못하면 오히려 짧은 시간 푹 자고 일어난 것만 못합니다.

숙면은 깨어 있는 우리 삶의 전반적인 질을 좌우합니다. 신체적 활동은 물론 뇌의 전반적인 모든 기능에 영향을 주기 때문에 꿀잠이 곧 인생에 보약인 셈입니다.

일단 사람은 잠을 잘 자야 기분이 좋아지고 기운이 생깁니다. 또 면역력이 증진되고 젊음을 유지하며 통증이 줄어들고 집중력, 기억력, 사고의 유연성, 학습능력이 향상됩니다. 우울증이 있으면 불면증이 생길 확률이 높고, 불면증이 있으면 우울증이 생길 확률이 높습니다.

뇌는 우리가 살아 있는 동안 계속해서 엄청난 노동을

합니다. 그만큼 노폐물도 많이 발생하는데 이 노폐물은 잠을 자는 동안 깨끗하게 청소됩니다. 잠을 푹 잘 자고 나면 몸이 개운하고 피로가 싹 풀리는 느낌이 바로 이 이유입니다.

숙면은 임신에도 중요한 영향을 줍니다. 깊은 수면 상태일 때 우리 뇌에서는 성장호르몬(GH:Growth Hormone)이 분비되는데 성장호르몬은 아이들의 성장에만 필요한 것이 아니라, 성인도 몸을 유지, 보수하고 세포 회복, 노화 방지를 하는 데에 매우 필요합니다. 즉, 젊음의 묘약은 숙면을 취하는 동안 생성된다고 볼 수 있습니다.

몸과 마음 그리고 뇌, 전체 정화

뇌에 보약을 주자!
숙면을 위하여

- 잠자리에 스마트폰을 들고 눕지 않습니다. 이것이 얼마나 힘든 지는 알고 있으나, 젊음과 건강 그리고 수명과 바꿀 만하다면 말리지 않겠습니다.

- 오후 카페인 섭취에 주의를 기울이세요. 커피를 마셔도 잠을 잘 잔다고 하던 사람이라도 나이가 들고 신체 컨디션이 변하면 절대로 예전 같지 않습니다. 자신이 인지하든 못 하든 카페인은 수면의 질을 절대적으로 떨어뜨립니다. 불면증이 있으면서 커피나 차, 청량 음료 등을 마시는 사람은 라면을 계속 먹으면서 살이 안 빠진다고 하는 것과 같습니다.

- 10시에 자는 게 좋다고 해서 잠이 안 오는데도 10시부터 누워 뒤척이지 마세요. 차라리 따뜻한 반신욕을 하든, 긴장을 풀 수 있는 명상을 하든, 일기를 쓰며 마음을 이완하든, 잠이 아닌 다

른 일을 해보는 것이 좋습니다. 억지로 자려고 노력하는 자체가 오히려 몸을 지치게 만듭니다. 12시에 잠이 오면 12시에 자리에 눕고, 평소대로 기상하면 됩니다. 다음 날 부족한 수면 때문에 졸음이 온다고 해서, 낮잠을 자지 말고 패턴대로 하다 보면 뒤척이는 시간이 줄어들고 서서히 습관을 바꿀 수 있습니다.

- 잠자리는 쾌적하게 하세요. 나에게 맞는 온도, 밝기, 조명, 냄새, 쿠션의 정도, 소음 등 잠자기 편한 환경은 수면의 질을 높여줍니다.

- 천연 벌꿀 한 스푼, 따뜻한 카모마일 허브티, 국화차, 대추, 레몬밤 등을 통해 몸을 진정시키는 것이 숙면에 도움이 됩니다. 또 신경전달물질 가바(GABA)와 칼슘, 마그네슘, 비타민B를 모두 포함하고 있는 새싹보리, 아편이라는 별명을 갖고 있을 만큼 수면, 진통, 최면 등의 효과가 있는 상추도 숙면에 도움이 되는 음식입니다.

- 따뜻한 안대는 기대 이상으로 숙면에 도움이 됩니다.

- 과식은 숙면을 방해합니다.

뇌는 유전적인 요인보다 매일 먹고 마시는 음식에 의해 좌우된다고 할 정도로, 내가 먹는 성분들은 뇌에 바로 영향을 미칩니다. 기억력, 집중력 등에 도움이 되고 뇌 기능을 활성화해주는 성분들을 살펴보겠습니다.

뇌에 좋은 지방, 뇌에 나쁜 지방

뇌에 좋은 지방은 흔히 DHA, EPA라고 하는 오메가3지방산입니다. 등푸른생선이나 어유, 올리브유, 견과류 그리고 보조식품 등을 통해 섭취할 수 있습니다. 세로토닌을 조절해주고 항산화제가 풍부해 기억력, 주의력, 집중력 등에 많은 도움을 줍니다. 뇌에 나쁜 지방은 마가린, 식용유, 마요네즈와 같은 흔히 옥수수기름입니다. 뇌에 나쁜 기름은 혈관을 끈적하게 만들고 뇌세포 기능까지 저하시켜 학습능력을 떨어뜨립니다. 심하게는 뇌에 염증을 일으켜 뇌 손상과 뇌졸중 등을 일으킵니다.

뇌를 쉬게 해주는 트립토판

우울할 땐 트립토판의 함유량이 많은 바나나, 계란, 두부, 치즈, 해바라기씨, 땅콩, 아몬드 등을 먹으면 효과가 좋습니다. 트립토판은 고기, 생선, 달걀 등에 많이 들어 있습니다. 앞에서 잠시 언급했듯이 트립토판은 세로토닌의 원료가 되고, 이 세로토닌이 수면을 유도하는 멜라토닌 분비를 촉진시킵니다. 멜라토닌은 뇌의 내분비선인 송과선에서 분비되는 생체호르몬으로, 뇌가 질 좋은 수면을 취할 수 있도록 도와주는 최고의 파트너입니다. 체리에는 천연 멜라토닌이 다량 함유되어 있습니다.

기억력을 향상 시키는 음식

대표적으로 엽산과 B1, B6, B12, 비타민B가 풍부한 음식들이 기억력 향상에 도움이 됩니다. 엽산이 부족하면 뇌가 최적의 기능을 발휘할 수 없습니다. 치매나 인식 기능이 낮은 사람들도 엽산이 부족한 경우가 많습니다. 엽산은 뇌 기능을 정상적으로 발달시키는 데 도움을 주기 때문에 특히 임산부나 노인일수록 엽산을 충분히 복용해야 합니다. 엽산은 주로 브로콜리, 시금치, 검은콩,

참외, 메추리알, 미역, 다시마 등에 많이 들어 있습니다.

비타민B가 부족하면 초조, 우울, 분노, 집중력 저하, 기억력 감퇴 등 심리적인 장애와 뇌 기능 저하가 일어납니다. 비타민B는 아세틸콜린, 세로토닌, 가바 등의 신경전달물질을 합성하는 데 필요하고 기억력 보존을 위해 필요하기 때문입니다. 특히 현대인들은 많은 스트레스와 과로에 시달리기 때문에 비타민B군의 소모가 크고 만성피로나 통증을 달고 살기 때문에 비타민B의 역할이 중요합니다.

뇌를 안정시키는 천연 진정제

마그네슘은 칼슘과 더불어 '천연 진정제'라 불립니다. 항스트레스 무기질로 흥분을 가라앉히는 작용을 합니다. 초조함이나 긴장감을 안정시켜 불면증, 불안, 경련 등에 도움이 됩니다. 특히 평소에 스트레스를 많이 받는 사람은 마그네슘과 칼슘이 들어간 음식을 충분히 섭취하는 게 도움이 됩니다. 뼈째 먹는 멸치나 작은 생선, 클로로필이 많이 들어 있는 녹색 엽채류, 가공이 덜 된 곡류, 호박씨, 아몬드 호두 등의 견과류 등을 추천합니다.

웃음이 빵 터졌던 경험 다들 있으시죠? 별거 아닌 일에 웃음이 터져서는 배가 아플 정도로 쉬지 않고 웃는 상황 말이죠. 웃음은 이성적 사고와 판단을 주관하는 전두엽에서 웃을 만한 상황을 접수하고 판단하여 신호를 보내 뇌간에 도착하여 나오는 것입니다. 전두엽 이외에도 시각이나 청각, 행복함, 즐거움 등의 감정을 느끼고 표현하는 해마와 편도, 생리 작용을 조절하는 뇌간, 변연계, 시상하부 등 뇌 속의 여러 영역들이 복합적이고 종합적으로 반응해 웃음이 나옵니다.

그렇기 때문에 자주 웃으면 뇌의 여러 부분들이 전체적으로 자극이 되어 뇌 기능이 활성화되고 웃을 때 분비되는 세로토닌이나 엔돌핀 등의 신경전달물질이 스트레스를 줄여줍니다.

가장 기억해야 할 것은 '뇌는 많이 사용할수록 건강하다.'는 사실입니다. 끊임없이 새로운 것을 배우고 새로운 일을 함으로써 뇌를 자극하여 뇌세포 시냅스의 성장을 촉진해 기억력과 학습능력을 향상시켜야 합니다. 매일 습관적으로 하는 업무, 일상 속 행동 등을 지금까지 하던 대로가 아닌 가끔은 새로운 생각, 새로운 방향, 새로운 일을 시도하거나 계획해 뇌를 탐색 모드로 전환시키세요.

저는 기업에 명상 강의를 나가면 청중에게 질문을 많이 던지는 편입니다. 낯선 명상이라는 주제에 관련된 질문을 하게 되면 지금까지 생각하지 못했던 전혀 새로운 방향으로의 생각을 하게 되고, 뇌를 탐색 모드로 활발히 작동하게 됩니다. 뇌가 탐색 모드로 전환하면, 마치 운동을 하여 근력을 만들듯이 기존의 나의 습관을 바꿀 수 있는 강력한 힘이 생깁니다.

뇌는 사용하지 않으면 퇴화하고 가지치기가 되어버리지만, 새로운 정보를 받아들이거나 학습하는 등의 활동이 많아지면 신경세포가 활성화되어 신경 통로가 강화되고 신경세포의 생존 기회도 늘어나며 그 수도 늘어납니다.

신경세포가 많을수록 우리의 인지적 비축이 더 많이 생기게 됩니다. 인지적 비축이란 두뇌가 마치 힘을 비축하고 모아두었다가 어려움에 봉착하면 모아둔 힘을 꺼

내 새로운 능력으로 사용하는 것과 같습니다. 그래서 바둑을 오래 두거나 체스게임을 좋아하는 사람 혹은 슈퍼 학습자들 중에는 알츠하이머에 걸렸음에도 증세를 전혀 보이지 않거나, 본인은 물론 그 주변 사람들조차 병에 대해 모르고 사는 경우가 종종 있습니다. 이것은 바로 뇌의 인지적 비축을 평소에 많이 해두었기 때문에 신경세포가 죽거나 플라크로 엉켜 있음에도 불구하고 정상적으로 비축분을 사용해 쓰기 때문입니다. 그러므로 끊임없는 학습과 배움은 마치 뇌의 노화를 방지하는 저축과 같다고 할 수 있습니다.

몸과 마음 그리고 뇌, 전체 정화

그 모든 것은 나로 시작하여, 나로 끝난다

지금까지 삶의 질을 높일 수 있는 방법들을 살펴보았습니다. 여러 가지 말과 표현으로 설명했지만, 결국 우리인생의 화두는 건강과 행복으로 귀결됩니다. 육체적으로심리적으로 그리고 나아가 영적으로까지 우리는 풍요롭고 건강한 상태를 유지하며 살기를 원합니다. 물론 행복의 기준은 모두가 다를 수는 있으나 최소한 육체적으로심리적으로 균형 있게 건강한 상태를 유지한다면 행복은이미 시작되었다고 볼 수 있습니다.

 지금 현재 나의 삶을 가만히 들여다보면 그간 내가 어떻게 생활하고 어떤 마음가짐으로 무엇을 하며 살았는지가 있는 그대로 투영됩니다. 즉, 내가 보고 듣고 맛보고 느낀 모든 것이 다 나의 생각과 감정으로 나타나서 오감으로 발휘되고, 마음의 작용으로 함께 작동하여 지금의 '나'라는 결과물이 존재하게 되는 것이지요.

기왕이면 누구나 '나'라는 결과물이 흡족하고 마음에 드는 상태로 세상을 살아가길 바랄 것이라고 봅니다. 내가 스스로 만들고 이루어낸 '나'라는 작품과 완벽하게 똑같은 작품은 이 드넓은 우주라는 공간에 존재하지 않습니다. 그만큼 나의 몸과 마음이, 의식과 감정이 신비할 정도로 미묘하고 엄청난 독창성과 가능성 그리고 강력한 힘을 가지고 있다고 할 수 있죠. 그런데 대부분의 사람들은 이 미묘하고 파워풀한 창의력을 지닌 각자 존재의 귀함과 소중함을 잘 알아차리지 못합니다. 제대로 사용해보거나 발휘해보지 못하고 스트레스라는 굴레에 얽혀 동동거리고 살아갑니다.

우리는 행복한 삶을 살기 위해 스트레스로부터 좀 더 자유로워질 필요가 있습니다. 어차피 인생에 있어 스트레스 없는 삶이란 존재하지 않습니다. 중요한 건 스트레스를 조절하는 능력이 나의 행불행을 결정짓는다는 사실입니다. 세균 없는 삶이 가능하진 않지만 세균에 대한 나의 면역력이 내 건강을 결정짓듯 말입니다.

그래서 저는 지금 이 순간 경이로운 축복 속에서 한 호흡을 머금고 열심히 살아가는 우리 모두가 어떻게 하면 좀 더 지혜롭게 스트레스를 컨트롤하고 나아가 내 몸과 마음과 인생에 감사함을 느끼며 제대로 잘 사용할 수 있을지, 오직 그 바람만을 생각하며 집필에 임했습니다.

거창한 매뉴얼은 아니지만 알아두면 일상에서 요긴하게 도움이 되는 팁들입니다. 적어도 100세 시대를 살아가는 우리가 알아두면 유익한 몸과 마음의 면역력 증진 팁이라 생각합니다. 100세 시대를 맞이하여 많은 분이 저축이나 보험 연금 등 돈에 관련된 대책을 가장 많이 세우십니다. 그러나 이 돈을 굴리고 이 돈을 누리며 살기 위해서는 몸과 마음의 건강함이 기반이 되고 뒷받침되어야만 합니다. 어떻게 살아야 하는지에 대한 노하우가 있어야만 합니다.

우리들 각자가 지금 이 시간, 이 공간, 이곳에서 홀로 혹은 누군가와 함께 존재하고 있다는 것은 절대 우연이 아닙니다. 모두 이유가 있고 의미가 있고 필요가 있기에 세상에 존재하는 것입니다. 각자의 귀한 소명과 역할 그리고 의미를 가지고 지구별에 오신 여러분들이 이 책과 더불어 더욱 건강해지시고 행복해진다면, 그보다 더 감사한 일은 없을 것 같습니다.

이제 치유의 진정한 의미가 나 혼자만의 행복과 건강만을 추구하는 것이 아닌, 건강해진 내가 타인과 나와 관계된 생명들 그리고 세상과 함께 건강한 에너지를 함께 나누는 대승적인 의미로 거듭나길 바랍니다.

그 모든 것은 나로 시작해서, 나로 끝난다

눈·코·입·귀·촉

2020년 10월 11일 초판 1쇄 | 2024년 8월 30일 15쇄 발행

지은이 박지숙
펴낸이 이원주, 최세현　**경영고문** 박시형

책임편집 조아라　**디자인** design霖 김희림
기획개발실 강소라, 김유경, 강동욱, 박인애, 류지혜, 이채은, 최연서, 고정용, 박현조
마케팅실 양근모, 권금숙, 양봉호, 이도경　**온라인홍보팀** 신하은, 현나래, 최혜빈
디자인실 진미나, 윤민지, 정은예　**디지털콘텐츠팀** 최은정　**해외기획팀** 우정민, 배혜림
경영지원실 홍성택, 강신우, 김현우, 이윤채　**제작팀** 이진영
펴낸곳 ㈜쌤앤파커스　**출판신고** 2006년 9월 25일 제406-2006-000210호
주소 서울시 마포구 월드컵북로 396 누리꿈스퀘어 비즈니스타워 18층
전화 02-6712-9800　**팩스** 02-6712-9810　**이메일** info@smpk.kr

ⓒ 박지숙 (저작권자와 맺은 특약에 따라 검인을 생략합니다)
ISBN 979-11-6534-236-4 (03510)

쌤앤파커스(Sam&Parkers)는 독자 여러분의 책에 관한 아이디어와 원고 투고를 설레는 마음으로 기다리고 있습니다. 책으로 엮기를 원하는 아이디어가 있으신 분은 이메일 book@smpk.kr로 간단한 개요와 취지, 연락처 등을 보내주세요. 머뭇거리지 말고 문을 두드리세요. 길이 열립니다.